卫生中等职业教育规划教材

（供护理、助产专业使用）

健康评估

主　编　钟　锋

副主编　朱　昕　刘丽杰　徐检生

编　者　（按姓氏拼音排序）

刘丽杰（广东省茂名市卫生学校）
杨丽蓉（广东省江门中医药学校）
徐检生（广东省河源市卫生学校）
钟　锋（广东省嘉应学院医学院）
谢彦鹏（广东省嘉应学院医学院）
朱　昕（广东省东莞卫生学校）

北京大学医学出版社

JIANKANG PINGGU

图书在版编目（CIP）数据

健康评估/钟锋主编．—北京：北京大学医学出版社，
2010.12（2021.12重印）
ISBN 978-7-5659-0069-3

Ⅰ.①健… Ⅱ.①钟… Ⅲ.①健康－评估－
专业学校－教材 Ⅳ.①R 471

中国版本图书馆CIP数据核字（2010）第264242号

健康评估

主　　编：钟锋
出版发行：北京大学医学出版社
地　　址：（100191）北京市海淀区学院路38号　北京大学医学部院内
电　　话：发行部 010－82802230；图书邮购 010－82802495
网　　址：http：//www.pumpress.com.cn
E - mail：booksale@bjmu.edu.cn
印　　刷：北京市荣盛彩色印刷有限公司
经　　销：新华书店
责任编辑：许　立　　**责任校对：**金彤文　　**责任印制：**罗德刚
开　　本：787 mm×1092 mm　1/16　　**印张：**10　　**字数：**251千字
版　　次：2010年12月第1版　2021年12月第13次印刷
书　　号：ISBN 978-7-5659-0069-3
定　　价：21.00元

卫生中等职业教育规划教材

编写委员会

前　言

本书是根据卫生中等职业学校护理、助产专业教学指导方案要求，在卫生职业教育协会的组织和指导下完成编写的。

健康评估是护理与助产专业的一门重要桥梁课程，是学习临床各专科护理的基础。本书编写的指导思想是坚持以科学发展观为指导、以服务为宗旨、以就业为导向、以岗位需求为标准、以技能为核心、以素质教育为根本，突出护理教育特色，全面提高学生的综合素质、职业道德和职业能力，以满足岗位需要和社会需要。

全书按36学时进行编写，分正文、附录两部分。正文包括绪论、健康史评估、心理社会评估、身体评估、临床常用实验室检查、心电图检查、医学影像检查评估、资料分析与护理诊断、护理病历书写共9章内容。

本书编写的特点是：①表现形式与内容符合卫生中等职业教育学生的认知规律，每一章开始设有学习目标，提示学习要求；同时根据情况设置案例与知识链接等内容，方便学生学习思考；每一章结尾设有小结，方便学生复习和掌握重点与难点内容；每一章后面设有自测题，便于学生复习巩固所学知识；②编写内容能突出护理、助产专业特点，按照必需、够用、实用为原则。主要介绍健康评估的基本理论知识、基本技能和方法；身体评估重点突出生命体征、意识、瞳孔、心、肺、腹部等检查；临床常用实验室检查及其他辅助检查主要突出与护理工作关系密切的检验标本采集方法及临床意义、心电图描记与观察、医学影像检查前的准备与检查中配合等内容。内容简明扼要、详略适当、重点突出、层次分明；③充分体现生物、心理、社会医学模式和以人的健康为中心、实施整体护理的新理念；④编写内容能力求与国家护士执业资格考试大纲要求相接轨。

本书适用于卫生中等职业教育护理与助产专业学生，也可作为护理及助产工作者参考。

本书主要由卫生中等职业学校护理与助产专业教学与临床实践经验丰富的骨干教师共同编写完成。在编写过程中，得到了卫生职业教育协会和北京大学医学出版社及各编者所在学校领导的大力支持，在此表示由衷的谢意！

由于编写时间仓促和参编人员的学术水平有限，本书难免会有疏漏和不妥之处，恳请广大师生和读者批评指正。

钟　锋

2010年12月

目　录

第一章　绪论……………………………… 1
一、健康评估的内容……………………… 1
二、健康评估的方法……………………… 2
三、健康评估的学习目的与要求…… 2
自测题………………………………………… 3
第二章　健康史评估……………………… 5
第一节　健康史评估方法与注意事项………………………………… 5
一、健康史评估方法……………………… 5
二、健康史评估注意事项……………… 8
第二节　健康史评估内容……………… 8
一、一般资料　………………………… 8
二、主诉　……………………………… 8
三、现病史　…………………………… 8
四、既往史………………………………… 9
五、用药史………………………………… 9
六、生长发育史…………………………… 9
七、家族史 ……………………………… 10
自测题 ……………………………………… 10
第三章　心理社会评估 ………………… 13
第一节　心理评估 …………………… 13
一、心理评估的目的、意义与方法 ………………………… 13
二、心理评估内容 …………………… 14
第二节　社会评估 …………………… 17
一、社会评估的目的、意义与方法 ………………………… 17
二、社会评估内容 …………………… 17
自测题 ……………………………………… 21
第四章　身体评估 ……………………… 24
第一节　身体评估准备与基本方法 … 24
一、评估前准备 ……………………… 24
二、评估基本方法 …………………… 25
第二节　一般状态评估 ……………… 27
一、生命体征 ………………………… 27
二、意识状态 ………………………… 29
三、面容与表情 ……………………… 29
四、发育与体型 ……………………… 30
五、营养状态 ………………………… 31
六、体位 ……………………………… 31
七、步态 ……………………………… 32
第三节　皮肤、黏膜及浅表淋巴结评估 ……………………………… 32
一、皮肤、黏膜评估 ………………… 32
二、浅表淋巴结评估 ………………… 34
第四节　头颈部评估 ………………… 35
一、头部评估 ………………………… 35
二、颈部评估 ………………………… 38
第五节　胸部评估 …………………… 39
一、胸部体表标志 …………………… 39
二、胸壁与胸廓评估 ………………… 39
三、肺与胸膜评估 …………………… 41
四、心脏评估 ………………………… 45
五、血管评估 ………………………… 50
附：呼吸、循环系统常见疾病的主要体征 ……………………… 50
第六节　腹部评估 …………………… 51
一、腹部体表标志及分区 …………… 51
二、腹部评估内容 …………………… 52
附：消化系统常见疾病的主要体征 ………………………………… 57
第七节　脊柱、四肢评估 …………… 58
一、脊柱评估 ………………………… 58
二、四肢评估 ………………………… 58
第八节　神经系统评估 ……………… 60
一、生理反射 ………………………… 60
二、病理反射 ………………………… 62
三、脑膜刺激征 ……………………… 63
四、肌力、肌张力 …………………… 63
自测题 ……………………………………… 65
第五章　临床常用实验室检查 ……… 70
第一节　标本的采集与处理 ………… 70

一、检验标本种类 …… 70
二、血液标本种类 …… 71
三、血液标本采血部位 …… 71
四、采血前准备 …… 71
五、采血中的影响因素 …… 74
六、采血后的影响因素 …… 74
第二节 血液检查 …… 75
一、标本采集 …… 75
二、检测方法 …… 75
三、血液常规检查 …… 75
四、其他常用血液检查 …… 77
第三节 尿液检查 …… 80
一、尿液常规检查 …… 80
二、尿液其他检查 …… 83
第四节 粪便检查 …… 83
一、标本采集法 …… 83
二、检查项目及临床意义 …… 84
第五节 肾功能检查 …… 85
一、肾小球功能检查 …… 85
二、肾小管功能检查 …… 86
第六节 肝脏疾病常用实验室检查 …… 86
一、血清蛋白质测定 …… 87
二、血清胆红素测定 …… 87
三、血清酶学检查 …… 88
四、病毒性肝炎血清标志物检查 …… 89
五、甲种胎儿球蛋白测定 …… 90
第七节 浆膜腔穿刺液检查 …… 91
一、标本采集法 …… 91
二、检查项目及临床意义 …… 91
第八节 临床常用血液生化检查 …… 92
一、血糖测定 …… 92
二、口服葡萄糖耐量试验 …… 93
三、血清脂类测定 …… 93
四、其他血清酶测定 …… 94
五、血清电解质测定 …… 95
自测题 …… 96
第六章 心电图检查 …… 100
第一节 心电图基本知识 …… 100
一、心电图导联与导联轴 …… 100
二、心电图各波段的组成与命名 …… 102
三、心电图描记 …… 103
第二节 正常心电图 …… 104
一、心电图测量 …… 104
二、心电图波形特点与正常值 …… 106
三、心电图分析方法与临床应用 …… 107
第三节 常见异常心电图 …… 108
一、心房、心室肥大 …… 108
二、心肌梗死 …… 109
三、心律失常 …… 110
自测题 …… 113
第七章 医学影像检查评估 …… 116
第一节 X线检查 …… 116
一、X线应用原理 …… 116
二、X线检查方法及检查前准备 …… 117
三、X线检查防护知识 …… 119
四、常见基本病变X线评估 …… 119
附：计算机体层成像（CT）和磁共振成像（MRI） …… 124
第二节 超声检查 …… 125
一、超声检查方法及临床应用 …… 125
二、超声检查前准备 …… 126
自测题 …… 126
第八章 资料分析与护理诊断 …… 130
第一节 资料分析 …… 130
一、资料评价 …… 130
二、资料归类 …… 131
第二节 护理诊断 …… 131
一、护理诊断类型 …… 131
二、护理诊断陈述 …… 132
三、护理诊断排序 …… 133
自测题 …… 134
第九章 护理病历的书写 …… 136
第一节 护理病历的格式与内容 …… 136
一、入院评估单 …… 136
二、护理计划单 …… 140
三、护理记录单 …… 140
四、出院评估单 …… 141
第二节 书写护理病历的要求 …… 142
自测题 …… 142
自测题参考答案 …… 143
健康评估教学大纲 …… 145
主要参考文献 …… 151

第一章　绪　论

学习目标

1. 熟悉健康评估的内容与方法。
2. 了解健康评估的学习目的与要求。

案例

患者，女性，20 岁，因寒战、高热、胸痛、咳铁锈色痰 3 天入院治疗。

问题：此患者应进行哪些方面的评估？采用什么方法进行评估？

健康评估是医学与护理基础课程过渡到临床各专科护理课程的一门重要桥梁课程，是研究护理对象现存的或潜在的健康问题的基本理论知识、基本技能和临床思维方法的一门学科，是护理专业的重要课程之一，也是学习临床各专科护理的基础。健康评估是护理程序的首要环节，及时、全面、准确的健康评估对确定护理诊断、制订与实施护理计划、有效提高护理质量具有重要的意义。

一、健康评估的内容

1. 健康史评估　健康史评估是通过与患者交谈、询问，系统地收集患者的健康史资料，经过综合分析而作出临床判断的过程。其内容包括一般资料、主诉、现病史、既往史、用药史、生长发育史、家族史等。

2. 心理社会评估　心理评估是对患者的各种心理现象进行客观评价，以了解其心理健康水平，帮助护士制订护理计划、提出心理障碍的护理措施和协助疾病的诊断等；社会评估是对个体社会属性的全面评价，其内容包括角色评估、人际关系及社会支持状态评估，以了解患者的社会适应问题，帮助其适应角色和社会环境变化，促进治疗和护理计划的顺利实施。

3. 身体评估　身体评估是护士运用自己的感官（眼、耳、手、鼻）或借助听诊器、血压计、体温表等检查工具对患者进行全面系统的检查，以评估身体健康状况的方法，是确定护理诊断的重要依据。因此，护士应熟练掌握身体评估的基本技能与方法。

4. 实验室检查　实验室检查是通过物理学、化学、生物学、免疫学等技术和方法，检测患者的血液、体液、分泌物、排泄物和组织细胞等标本，以获得机体功能状态、病理变化、病因等方面的资料，以协助诊断、观察病情、判断疗效和预后等。要求护士必须掌握临床常用实验室检查的标本采集方法、正常参考值及异常结果的临床意义。

5. 心电图检查　将患者的心电活动用心电图机描记出来的曲线图形称为心电图。该检查是临床广泛应用的一种无创伤性辅助评估手段，对心脏及其他疾病的诊断、重症监护等有重要意义，特别对心律失常、心肌梗死具有确诊价值。要求护士学会使用心电图机的使用方法，掌握正常与常见异常心电图的基本知识和临床意义。

6. 医学影像检查　医学影像检查是借助不同的成像手段显示人体内部结构的影像，以了解机体结构、功能状态及其病理变化，为临床及护理诊断提供的有用线索。包括X线、计算机体层成像（CT）、磁共振成像（MRI）、超声波、数字减影血管造影（DSA）、正电子发射计算机体层成像（PET）等。要求护士熟悉X线、超声波等常用影像检查的应用指征及检查前准备、检查中配合等工作内容。

7. 资料分析与护理诊断　将收集到的主客观资料进行核实确认、分析判断，并进行归类整理，作出护理诊断的过程。科学的思维分析方法是作出正确护理诊断的保证。

8. 护理病历书写　护理病历是护士对所收集到的患者健康资料，经过整理、分析、归纳，按照规范化格式要求书写的护理文件，是对患者健康状况、护理诊断、护理措施、效果评价等的系统记录，是医院和患者的重要档案资料，其内容包括：入院评估单、护理计划单、护理记录单、出院评估单等，要求护士必须学会正确书写护理病历。

二、健康评估的方法

护士必须掌握健康评估的方法和技巧，才能使收集的健康资料全面、准确、客观。健康评估方法有交谈、身体评估、查阅相关资料、实验室检查和器械检查等，其中，最常用、最基本、最主要的方法是交谈和身体评估。而对于实验室检查和器械检查等评估内容，则要求护士把重点放在做好检查前准备、检查时配合及相关护理工作上。

1. 交谈　交谈是护士与患者或知情者之间进行的双向交流，是收集主观资料的主要评估方法。交谈获得的健康资料可为身体评估提供线索，也可评价治疗与护理效果，了解患者对医疗与护理的需求。成功的交谈是确保健康资料完整性和准确性的关键。要求护士具有良好的职业素质、行为习惯、职业道德修养和人际沟通能力，具备一定的社交理论与技巧。

2. 身体评估　是采集客观资料的主要方法，是护士运用自己的感官或借助简单的医学检查工具，对患者进行详细观察和系统检查，以了解其身体健康状态的一种评估方法。基本评估方法有视诊、触诊、叩诊、听诊、嗅诊。

3. 查阅资料　主要查阅患者目前或既往的健康记录或医疗护理病历、实验室和其他辅助检查资料或其他医学文献等，以补充和完善评估资料。

三、健康评估的学习目的与要求

（一）学习目的

1. 能系统掌握健康评估的基本理论知识及基本技能方法。

2. 能灵活运用相关的理论知识和技能方法对患者的生理、心理、社会等方面健康状况作出初步的科学的判断。

3. 能正确书写完整的护理病历。

（二）学习要求

1. 熟悉健康史的评估方法及内容，能正确采集各种健康史资料。

2. 掌握身体评估方法、内容、结果判断及临床意义，能正确进行系统全面的身体评估。

3. 掌握常用实验室检查的标本采集方法、正常参考值及异常结果的临床意义。

4. 掌握心电图的基本知识，初步识别正常及常见的异常心电图。能独立进行心电图描记。

5. 熟悉常用医学影像检查（X线、超声波）的应用指征及检查前后的护理。

6. 熟悉护理病历书写格式和要求，能正确书写护理病历。

7. 了解心理社会评估的目的、方法和内容。

8. 能综合分析患者的生理、心理、社会等方面的资料。

9. 具有良好的职业素质、行为习惯和职业道德修养。

10. 具有良好的人际沟通能力、团队合作精神、服务意识和维权意识。初步养成关心、爱护、尊重服务对象的观念和意识。

健康评估具有很强的技能性，可在学校、医院、社区进行学习，学习时既要注意基本理论知识，更要注重基本技能方法的训练。要理论联系实际，深入学习，更新知识，拓宽视野，不断提高专业理论水平和护理实践能力。

小　结

健康评估的内容包括：健康史评估、心理社会评估、身体评估、实验室检查、心电图检查、医学影像检查、资料分析与护理诊断、护理病历书写等。健康评估最常用、最基本的方法是交谈和身体评估。其中交谈是收集主观资料的主要方法，身体评估是采集客观资料的主要方法。身体评估的基本方法有视诊、触诊、叩诊、听诊、嗅诊。

自　测　题

一、A型题

1. 采集客观资料的主要方法是
   A. 交谈
   B. 身体评估
   C. 心电图检查
   D. 超声波检查
   E. 实验室检查

2. 收集主观资料的主要方法是
   A. 观察
   B. 查阅资料
   C. 交谈
   D. 听诊
   E. 叩诊

3. 护理程序的首要环节是
   A. 护理计划
   B. 护理措施
   C. 健康评估
   D. 健康史评估
   E. 效果评价

4. 健康评估最常用、最基本的方法是
   A. 交谈和身体评估
   B. 心电图检查
   C. 超声波检查
   D. X线检查
   E. 实验室检查

5. 身体评估的基本方法不包括
A. 视诊
B. 嗅诊
C. 听诊
D. 叩诊
E. 问诊

二、B型题

（6～10题共用备选答案）
A. 心电图评估
B. 心理评估
C. 社会评估
D. 实验室检查
E. 医学影像检查

6. 评估患者有无焦虑或忧郁
7. 评估患者的人际关系
8. 评估患者有无心律失常
9. 评估患者的肝、肾功能
10. 评估患者有无骨折

第二章 健康史评估

学习目标

1. 掌握健康史评估方法与注意事项。
2. 熟悉健康史评估内容。

案例

王兰，女，30岁，因发热、腹痛10小时而入院治疗。
请问如何进行健康史的评估？评估时应采集哪些内容？

健康史是关于患者当前、过去健康状况及其影响因素，患病后疾病的发生、发展与演变过程和躯体、心理与社会健康状况，生活自理情况等资料。健康史评估是健康评估的第一步，通过与患者交谈，有目的、有计划、有系统地收集其健康史资料，是确定护理诊断和制订护理计划的重要依据，也可提供身体评估的方向和重点。

第一节 健康史评估方法与注意事项

一、健康史评估方法

健康史评估的基本方法是交谈。成功的交谈是确保健康资料完整性和准确性的关键，也是护士与患者建立互信、共同合作的良好互动关系的开始，这有利于确保护理活动的顺利进行。因此，护士应掌握交谈的方法和技巧。

（一）交谈方式

1. 正式交谈　指预先通知患者，进行有目的、有层次、有顺序的交谈。以护士提出问题，患者回答问题的形式进行。正式交谈一般分三个阶段：

（1）准备阶段：

1）制订计划：制订交谈提纲，明确交谈目的与内容。

2）时间安排：健康史采集多在患者入院事项安排就绪后进行，不宜在患者就餐或其他不便时交谈，同时应考虑患者的情绪，以免影响交谈效果。

3）环境安排：交谈环境应安静、舒适，避免干扰，光线、温度要适宜。

4）查阅资料：查阅门诊或急诊资料，以了解患者的基本情况、主要表现及诊治经过，初步确定交谈方法。

5）着装仪表：在整个评估过程护士要始终保持衣帽整洁、仪表端庄良好。

（2）交谈阶段

1）有礼貌地称呼对方：可根据患者的年龄、性别、职业、文化背景等不同而有所选择，应避免以床号称呼对方。

2）自我介绍：包括姓名、职称以及在护理该患者中的角色。

3）有关说明：介绍交谈目的及所需时间，保证其隐私受到保护，了解并满足患者需求。

4）进行交谈：先进行一般性交谈，如询问患者的姓名、年龄、民族、职业等，再过渡到健康史的收集，逐步深入地进行交谈。

（3）结束阶段

1）确认核实：当已获得必要的健康史资料，达到交谈目的时，应对重要的资料进行简单的复述，再次确认、核实。

2）致谢：感谢患者合作，结束交谈。

2. 非正式交谈　是指护士与患者之间的随意交谈，护士不指示或不干扰谈话的主题及取向，交谈的效果取决于交谈双方相互信任的程度。这种让患者自由表达的方法可从中了解多种信息，从而选择有价值的资料记录。

知识链接

正式交谈和非正式交谈各有利弊，通常是两者结合使用。一般情况下，在交谈之初，由于双方不太熟悉，不容易自由交谈，常以正式交谈开始，以后随着交谈深入，相互间了解，可以使用非正式交谈，以获取大量的有用信息，同时适当采用正式交谈引导交谈方向。

（二）交谈技巧

1. 要循序渐进　交谈一般由简单的问题开始、逐步深入，做到有目的、有顺序地询问。如“您感到哪儿不舒服?”“病了多长时间了?”然后，再通过一系列问题逐步深入了解本次患病的原因、经过、有关症状的演变与特点等。

2. 采取适当的提问方式　不同的提问方式有不同的效果，护士应根据患者的具体情况灵活运用或交替使用。

（1）开放式提问：此种提问适用于问题比较笼统，范围较广，问句中不包含要回答的内容，无暗示性，患者不能用“是”或“否”来回答问题。如：“腹泻后，您是怎么处理的?”促使患者对问题进行详细描述，以获得有关症状发生、发展、演变及患者的反应，同时可了解患者对疾病的态度和信仰等方面的信息。其缺点是患者的回答可能与评估目的无关，占用时间较长，急重症情况下不宜使用。

（2）封闭式提问：可以用简单的一两个词，或“是”、“否”就能回答的问题，如“您是否吸烟?”“您的年龄?”等。这种提问方式除一些如年龄、婚姻等特定问题外，还用于患者存在焦虑、语言受限或身体不适等情况下。其缺点是不利于患者表达自己的感受及提供额外的信息，使获得的资料不够准确和全面。

3. 灵活应用非语言沟通技巧　护士在评估过程中，应灵活应用非语言沟通方式向患者传递信息。如护士端庄、整洁的服饰、良好的仪表和姿势、友善的目光和面部表情，适时的点头和微笑，必要的手势和触摸，恰当的距离和位置等。

4. 巧用过渡语言　在交谈过程中，大部分时间要听患者诉说，不要轻易打断患者的谈话，但遇到一个问题已经讲明，或患者抓不住重点、偏离主题等情况时，护士要巧用过渡语言，有礼貌地让患者重回主题或进入下一个主题。如“您这次发病的原因我已了解，现在请您谈谈你发热后的情况，好吗?”。交谈时可用启发方式进行提问，如“……后来怎么样?”、“然后又……?”

5. 及时核实资料　为确保所获资料的准确性，在交谈中必须对含糊不清、存有疑问或矛盾的内容进行核实。常用的核实方法有：

（1）澄清：要求患者对模棱两可或模糊不清的内容做进一步的解释和说明，如“你说你感到压抑，请具体说一下怎样的情况”。

（2）复述：以不同的表达方式重复患者所说的内容。

（3）反问：以询问的口气重复患者所说的话，但不可加入自己的观点，并鼓励患者提供更多的信息。

（4）质疑：用于患者所说的与你所观察到或其前后所说的内容不一致时。

（5）解析：对患者提供的信息进行分析和推论，并与其交流。患者可对你的解析加以确认、否认或提供另外的解释等。

6. 特殊情况的交谈技巧　在交谈时可能会遇到患者缄默不语、伤心哭泣、充满敌意等情景，亦可能患者病情危重、语言障碍或来自不同文化背景，老年或儿童患者等。因此，护士应掌握这些特殊情况的交谈技巧，必要时应对交谈环境、内容、时间等进行调整。

（1）情绪改变或异常者：①缄默：护士在交谈过程中遇到缄默患者，应首先了解其原因，尽量避免因工作方法不当引起的缄默，并给予同情、理解和安抚，减慢交谈速度，观察所提问题是否触及其伤心之处；②焦虑：焦虑者对接受和表达信息有一定的困难，其特点是语速快、易激动、叙述问题混乱。因此，护士与患者交谈时应说明交谈目的，所提问题应简单明了，同时应安慰、鼓励患者，让其缓慢平静地叙述病情；③愤怒：愤怒者情绪失控，容易出现冲动行为。护士应冷静、克制、理解、宽容，允许患者以无害方式发泄其内心愤怒，以促进交谈顺利进行。涉及个人、家庭或其他敏感性问题，应谨慎或分次提问，以免触怒患者，一旦其情绪失控，护士应注意自身安全。

（2）重危患者：对重危患者应重点对目前问题进行评估，且边评估边配合抢救处理。对病情危重、病痛或治疗等导致语言表达受限时，可适当应用非语言表达方式，突出重点以缩短交谈时间。

（3）儿童与老年患者：儿童或婴幼儿的信息沟通主要依靠其父母或保姆提供，为保证信息的准确性，应注意让已具备交谈能力的儿童参与交谈。老年人在听力、视力、记忆力等方面有所减退，交谈时应注意减慢语速、提高语音，采取面对面交流方式，使其能看清你的表情及口型，说话应清楚、简单，同时注意观察老年人的反应，必要时做适当的重复及核实。

（4）文化程度低或文化背景不同的患者：文化程度低一般不会影响其提供适当的健康资料，但他们对病痛的忍受力较强，常不能主动陈述，且对医护人员过于顺从。交谈时态度应诚恳、热情，鼓励其说出真实感受，解除不必要的顾虑；语言应通俗易懂，对不易理解的问题应做必要的核实。与不同文化背景的人交谈时交谈方式以及对疾病的反应方面存在着差异，护士要了解其文化信仰和价值观，熟悉其文化差异，在交谈时充分体现对他人文化的理解和尊重。若语言不通，可找翻译，也可借助非语言交流手段等。

二、健康史评估注意事项

1. 尊重患者　护士应和蔼、耐心，用真情实感去同情、体贴、关心患者，对各种患者应一视同仁，特别对外观异常或身体有异味者，不应表现轻视、嘲笑、怠慢的态度，以免伤害患者自尊；尊重患者隐私权，对其不愿回答的问题不追问；避免使用有不良刺激的语言。

2. 避免暗示或诱导性提问　为保证资料的准确性，在交谈时应耐心启发，不应暗示或诱导，如“您是不是午后发热?”“您的胃痛是不是发生在饭后?”等，正确的提问应该是：“您发热多在什么时间?”“您的胃痛一般发生在什么时间?”以免患者为满足护士提问而随声附和，导致信息错误。

3. 避免使用医学术语　交谈应使用简单清楚、通俗易懂的语言，应避免使用诸如发绀、黄疸、隐血、里急后重等患者难以理解的医学术语，导致所获资料不准确。

4. 避免重复提问　护士在提问时应有目的性、系统性和侧重性，在提问后要全神贯注地倾听对方的诉说并理解其内容，要注意观察其表情、体态等所传递的信息，并对谈话内容及时回应，以鼓励其进一步诉说。已经问过的问题不应反复提问，若重复同样的问题，可使患者认为前面回答的问题有错误而改变回答内容，使资料失实；重复或杂乱无章的提问，还可降低患者对护士的信心和期望。

5. 参考院外资料　患者带来其他医院的病情介绍及各种检查结果等资料，可供参考，但不能完全认同。

第二节　健康史评估内容

一、一般资料

一般资料主要包括患者的姓名、性别、年龄、民族、籍贯、婚姻、文化程度、职业、工作单位及医疗费支付形式，家庭地址及电话、联系人及联系方式，入院时间、入院方式，病历记录时间、病史供述人（若病史来源并非患者本人，应注明其与患者的关系）及可靠程度、入院诊断、主管医师、主管护士等。其中记录年龄时应填写实足年龄，不应以“儿童”、“成人”等代替。

二、主诉

主诉是指患者在本次发病中感受到的最主要、最明显的症状或体征及其性质和持续时间，也就是本次就诊的最主要原因。主诉要简明扼要并高度概括，应注明问题自发生到就诊的时间，一般不超过 20 个字或不超过 3 个主要症状。如“发热、腹痛 10 小时”。若主诉包括前后不同时间出现的几个症状，应按其发生的先后顺序记录，如“反复咳嗽、咳痰 16 年，下肢水肿 5 天”。

三、现病史

现病史是病史的主体部分，是围绕主诉详细描述患者疾病发生、发展及演变的全部过程。其主要内容如下：

1. 起病情况　包括起病时间、环境、原因或诱因以及起病缓急等情况。每种疾病的起病或发作都有各自的特点，详细记述起病情况，可为寻找病因提供重要线索。

2. 主要症状特点　包括主要症状出现的部位、性质、持续时间、发作频率、严重程度以及导致加剧或缓解的因素等。症状出现的部位、性质等常为寻找病变部位及性质提供重要依据，同时也是确定护理诊断及制定相应措施的重要依据。

3. 伴随症状　与主要症状同时或随后出现的其他症状，常可为确定病因提供重要依据。

4. 病情发展演变情况　包括患病过程中症状的变化以及有无新症状出现。按症状发生的先后进行描述。

5. 诊断、治疗和护理经过　起病后曾在何时、何地就诊，做过何种检查、接受了哪些治疗及护理，其效果如何等。

6. 一般情况　患病后精神、食欲、睡眠、大小便、体重变化、生活自理能力等情况。

四、既往史

既往史包括患者既往健康状况，曾患疾病及诊治经过。收集既往史可了解患者过去健康问题、求医经验及其对自身健康的态度等，可为制订和选择今后的治疗与护理方案提供重要依据。其主要内容包括：

1. 患者对自己既往健康状况的评价。

2. 既往病史　包括既往患病史（含传染病与寄生虫病史）、住院史、手术史、外伤史。应询问所患疾病的时间、诊疗、护理经过及转归情况；有无住院经历、原因及时间；有无手术史，手术时间、原因及名称；有无外伤史，外伤时间、原因、诊疗与转归等。

3. 过敏史　记录对食物、药物或环境因素中已知物质的过敏史。若有，应记录过敏时间、过敏原和过敏反应情况。

4. 预防接种史　包括预防接种的种类、次数及时间等。

五、用药史

主要了解患者过去及目前的用药情况，包括药物名称、剂型、用药时间、用法与用量以及效果和不良反应等。这些情况有助于对患者进行适当的用药指导，以免发生用药过量和毒性反应等。

六、生长发育史

个体的成长情况是反映其健康状况的重要指标，根据患者目前状况，了解其是否存在生长发育障碍。生长发育史包括：

1. 出生及生长发育情况　包括出生情况、出生地、居住地、有无在传染病、寄生虫病、地方病流行地区生活或居住，成长过程有无特殊问题等。

2. 日常生活形态　主要了解患者的生活习惯和行为方式。主要包括：受教育程度，经济与社交状况，职业与工作条件，生活习惯及嗜好，活动与休息情况等。对烟酒嗜好者，应询问持续时间、摄入量、有无戒除等。

3. 月经史　对已经进入青春期或其后的女性应询问月经初潮年龄、月经周期和经期天数、经血量和颜色、经期症状、有无痛经、白带量和性状及末次月经日期。对已绝经妇女应询问其绝经年龄。记录格式为：

$$\text{初潮年龄}\frac{\text{行经期（天）}}{\text{月经周期（天）}}\text{末次月经时间或绝经年龄}$$

4. 婚姻史　询问是否结婚、结婚年龄、配偶健康状况、性生活情况、夫妻关系等。如丧偶，应询问死亡年龄、原因和时间。

5. 生育史　询问妊娠与生育次数及年龄，人工或自然流产次数，有无死产、手术产、产褥热及计划生育情况。男性应询问有无患过影响生育的疾病。

七、家族史

家族史包括父母、同胞兄弟、姐妹及子女目前身体健康状况、曾患疾病情况，特别询问是否患有与患者类似的疾病及遗传性疾病。对已经死亡的亲属，还要询问死亡原因和年龄。

小　结

健康史评估是健康评估的第一步，有目的、有计划、有系统地收集健康史资料，是确定护理诊断和制订护理计划的重要依据，也可提供身体评估的方向和重点。健康史评估的基本方法是交谈，包括正式交谈和非正式交谈。交谈时应循序渐进，采取适当的提问方式，灵活应用非语言沟通技巧，巧用过渡语言，及时核实资料等。健康史评估时应注意：尊重患者，避免暗示或诱导性提问，避免使用医学术语，避免重复提问等。完整的健康史包括一般资料、主诉、现病史、既往史、用药史、生长发育史、家族史等。

自 测 题

一、A1/A2 型题

1. 健康史评估最基本的方法是
   A. 交谈
   B. 倾听
   C. 护理体检
   D. 心理测验
   E. 实验室检查

2. 下列有关正式交谈的叙述**错误**的是
   A. 预先不通知患者
   B. 分三个阶段
   C. 事先制订交谈提纲
   D. 是有目的、有层次、有顺序交谈
   E. 先进行一般性交谈

3. 属于开放式提问的是
   A. “您最近睡眠好不好?”
   B. “您的年龄?”
   C. “您感到哪儿不舒服?”
   D. “你经常胸痛吗?”
   E. “您吸烟吗?”

4. 当患者谈话偏离主题时你应
   A. 及时制止
   B. 耐心倾听
   C. 转身离开
   D. 找医生帮助
   E. 恰当引导

5. “你说你感到压抑，请具体说一下怎样的情况”这句话所使用的交谈技巧是
   A. 澄清
   B. 复述
   C. 反问
   D. 质疑
   E. 解析

6. 对特殊情况者，在交谈中不正确的做法是
   A. 对缄默患者一定让其尽快说出心理感受
   B. 对愤怒者提问应十分谨慎或分次提问
   C. 对老人在交谈时应注意减慢语速、提高语音
   D. 对重危患者要边评估边抢救处理
   E. 对语言不通者，最好找个翻译

7. 女性，34 岁，因急性阑尾炎入院。护士收集资料时询问“您感到哪里不舒服?”属于
   A. 间接提问
   B. 主观提问
   C. 开放式提问
   D. 封闭式提问
   E. 非指导性提问

8. 属于既往史内容的是
   A. 目前健康状况
   B. 社会经历
   C. 烟酒嗜好
   D. 疫区接触情况
   E. 曾患疾病的时间及诊治情况

9. 下列哪项不是日常生活形态的内容
   A. 受教育情况
   B. 职业及工作条件
   C. 生活习惯与嗜好
   D. 经济和社会地位
   E. 活动与休息情况

10. 患者，女性，32 岁，家庭主妇，因结核性腹膜炎住院治疗。体温 38.8℃，脉搏 94 次/分。护士在询问有关发热的资料时正确问法是
   A. 你是不是午后发热
   B. 你发热时有头痛吗
   C. 发热时出汗吗
   D. 你发热多在什么时间
   E. 发热时你很难过吗

二、A3/A4 型题

（11～13 题共用题目）

患者男性，73 岁，退休工人。患慢性支气管炎 20 年，因发热、咳嗽、咳黄色黏稠痰 4 天来院就诊。自感咳嗽无力，痰液不易咳出。吸烟 40 年，15 支/天。护理体检：精神萎靡，皮肤干燥，体温 38.5℃，肺部听诊可闻及干、湿啰音。

11. 患者吸烟嗜好属于
   A. 现病史
   B. 既往史
   C. 生长发育史
   D. 主诉
   E. 家族史

12. 属于主观资料的是
   A. 咳黄色黏稠痰
   B. 皮肤干燥
   C. 体温 38.5℃
   D. 肺部干、湿啰音
   E. 咳嗽无力

13. 与其交谈时应特别注意的是
   A. 采取开放式提问
   B. 循序渐进逐步深入

C. 提问应十分谨慎或分次提问
D. 减慢语速、提高语音
E. 一定让其尽快说出心理感受

三、B型题

（14～18题共用备选答案）
A. 现病史
B. 既往史
C. 生长发育史
D. 主诉
E. 家族史

14. 患者起病情况、主要症状及伴随症状特点、病情发展与演变属于
15. 患者既往患传染病史、住院史、手术史、外伤史属于
16. 患者在本次发病中感受到的最主要最明显的症状体征及其持续时间属于
17. 了解患者父母、同胞兄弟、姐妹及子女目前身体健康状况属于
18. 了解患者的生活习惯和行为方式属于

（19～22题共用备选答案）
A. 要边评估边配合抢救处理
B. 提问应十分谨慎或分次提问
C. 应给予同情、理解和安抚
D. 可借助体语、手势交流
E. 减慢语速、提高语音

19. 对缄默患者
20. 对愤怒者谈及个人或家庭问题时
21. 对重危患者
22. 对语言不通者

第三章　心理社会评估

学习目标

1. 了解心理与社会评估的目的、意义和方法。
2. 熟悉心理与社会评估内容。

案例

男性，61岁，1年前退休，有失落感，不能适应生活。近半年常失眠、头痛。曾到大医院检查，疑有脑动脉硬化，体检血压偏高，神经系统无异常体征。患者常为此着急、忧愁、焦虑，整天沉默不语，暗自流泪，怕自己瘫痪成了废物，连累家人。曾服大量安眠药自杀未遂。请对患者进行心理社会评估。

人的健康与生理、心理、社会功能的完好状态密切相关。作为护士不仅要从生理方面，更要从心理与社会等方面全方位了解患者，才能为患者提供系统化整体服务。心理与社会评估是健康评估的重要组成部分，护士必须了解或熟悉其基本理论、基础知识和基本技能，并将其应用到临床实践中去。

第一节　心理评估

心理评估是运用心理学的理论、技术和方法等对人的心理现象作出的综合评定。心理现象又称心理品质，包括心理过程、人格特征、自我概念三个方面。其中心理过程包括认知、情绪情感和意志过程；人格特征包括需要、动机、兴趣、信念等人格倾向性和能力、性格、气质等人格心理特征；自我概念包括生理自我、心理自我、社会自我和自尊等。心理现象的三个方面是相互影响、相互渗透、相互协调的。心理过程是心理现象的动态形式，人格特征是心理现象的静态形式，自我概念是对人格的各个成分进行自我调节的内控系统。

一、心理评估的目的、意义与方法

（一）心理评估的目的与意义

1. 发现患者心理方面现存或潜在的健康问题　评估患者的心理活动，了解心理因素对健康的影响。

2. 明确护理诊断、制订护理计划　评估患者的个性心理特征，有利于护士制订有针对性的护理计划，进行心理护理，选择护患沟通方式。

3. 评价治疗与护理效果　评估患者的心理活动特征，尤其是患者的自我概念、情绪情感特点，不但为制订心理障碍的预防、治疗、护理方案提供依据，而且可评价心理预防、心理治疗、心理咨询和心理护理的效果。

4. 心理评估是重要的科研手段　评估患者的心理活动，可为医学科学研究提供分析资料。

（二）心理评估的方法

1. 心理测验法　是心理评估最常用的方法，是以实验心理学为基础而形成和发展起来的一种心理评估方法。其包括心理测量法和评定量表法，前者是在标准情形下用统一的测量手段测试患者对测量项目所作出的反应，后者则是采用一套预先已标准化的测试项目（量表）来测量某种心理品质。通过心理测验可客观地对个体的行为表现进行量化分析，间接反映个体的心理现象规律和特征，还可以系统评估心理现象的某些特定方面，如个体的性格、气质、能力、态度、情绪状态等。

2. 观察法　是护士运用感觉器官对患者的可观察行为进行有目的、有计划的观察和记录，并根据观察结果进行评估，是心理评估的最基本方法之一。观察法分为自然观察法和控制观察法两种。前者是在自然条件下对表现心理现象的外部活动进行观察；后者是在特殊的实验环境下观察患者对特定刺激的反应，其结果带有一定的规律性、倾向性和必然性。

3. 会谈法　又称“晤谈法”或“交谈法”，是指护士与患者以面对面的交谈方式进行评估。会谈法可以提供许多通过其他方法无法获得的信息。通过会谈可以建立信任的护患关系，保证临床干预措施顺利进行。会谈法可分为结构式会谈和自由式会谈两种形式。前者是指事先通知对方，按照问题提纲有目的、有计划、有步骤的交谈；后者是指完全开放式的自然交谈。两种会谈方式各有优缺点。

4. 医学检测法　包括身体评估和实验室检查，如测量呼吸、心率、血压和内分泌激素水平等，作为对会谈法和心理测验法收集到的心理主观资料的补充，是对资料真实性和准确性的验证。

5. 调查法　通过收集了解患者过去和现在的工作生活情况、健康状况、家庭背景、婚姻等方面情况，对患者进行心理评估的一种方法。可采用询问和发调查表的形式进行调查。

二、心理评估内容

（一）自我概念

1. 自我概念的定义　自我概念也称自我认知或自我意识，是一个人对自己内、外在特征以及他人对其反应的感知与体验而形成的对自我的认识和评价，是个体与社会环境相互作用而形成的动态性、评价性的“自我肖像”。如对自己情绪情感、意志特征与身体健康状况的评价，对自己人际交往能力与性格特征的评价，对自己在他人心目中的地位的评价等。个体可通过与他人的比较、他人对自己的态度、对活动成果的分析等途径认知自己。

2. 自我概念的组成

（1）体像：是指人们对自己身体的感觉或印象，是对自身外形认识与评价，对自身外形与功能的主观心理体验，如高、矮、胖、瘦等。体像是自我概念中最不稳定的部分，较容易受疾病、手术或外伤的影响。

（2）社会认同：是个体对自己的社会人口特征如年龄、性别、职业、学术团体会员资格以及社会名誉、地位的认识与估计。

（3）自我认同：指个体对自己智慧、能力、性格、道德水平等的认识与判断，如“我觉得我比别人能干”等。

（4）自尊：是指人们尊重自己、维护自己的尊严和人格，不容他人任意歧视、侮辱的一种心理意识和情感体验。自尊源于对自我概念的正确认识以及对自我价值、能力和成就的恰当评价。

3. 自我概念的形成与发展　自我概念不是与生俱来的，而是个体与他人相互作用的“社会化产物”，是在与他人的交往中产生的。在婴儿期，人就有了对身体的感受，如果生理需求得到满足，能体现爱和温情，婴儿就建立了对自我的积极感受，随年龄增长，与周围人的交往增多，逐渐把自己观察和感知到的自我和他人对自己的态度与反应内化到自己的判断形成自我概念。自我概念不是一成不变的，而是受个体的早期生活经历、生理变化、健康状况、文化、环境、角色改变等许多因素影响。早期生活经历积极愉快，形成的自我概念多是良好的；反之则是不良的。总之，自我概念的形成经历了生理自我、社会自我、心理自我三个阶段，其中心理自我阶段是自我概念发展的最高阶段。

4. 自我概念紊乱　从心理角度看，正常与异常的心理活动往往相互交织在一起，难以对患者下确切定义。在临床上患者是指个体的生理与心理行为功能发生改变，生活质量明显下降，并且社会功能活动受到影响者。个体从健康状态转为疾病状态时会出现自我概念紊乱。自我概念紊乱是指个体对自己存在的感知、看法的消极评价或不适应状态，包括对自己的体像、社会角色、生理功能以及自尊的消极认知评价。

5. 自我概念评估内容与方法

（1）自我概念评估内容：包括体像的自我感受、社会角色适应状况、生理功能认知评价、自尊与人格特点等。

（2）自我概念评估方法：有交谈法、调查法、观察法、投射法、评定量表法等。交谈法常用的语句有：“你最喜欢自己身体的哪些部位？最不喜欢哪些部位？你的家庭、工作情况如何？你觉得你是一个怎样的人？你最引以为豪的个人成就有哪些？”等。对年龄较小或理解表达能力较差儿童，可使用投射法来反映他们对体像的认知，其方法是让儿童画自画像，并对其进行解释，从而了解儿童对体像改变的内心体验。评定量表法常用的有罗森伯格（Rosenberg）自尊量表、Pieer-Harries的儿童自我概念量表、Tennessee针对有中级以上阅读能力的人设计的自我概念量表、Sears自我概念量表、Michigan青少年自我概念量表、Coopersmith青少年自尊量表等。每个量表都有其特定的适用范围，应用时应合理选用。

（二）情绪与情感

1. 情绪与情感的定义　情绪与情感是指客观事物是否符合个体的需要而产生的主观态度体验。所有情绪情感都是由现实环境中的刺激而引发的。它不是对客观事物本身的反映，而是反映客观事物与人的需要之间的关系。需要是情绪与情感产生的基础，需要得到满足就会产生积极的情绪与情感；反之则会产生消极的情绪与情感。

2. 情绪与情感的区别与联系

（1）情绪与情感的区别：情绪是指与生理需要相联系的心理体验，是人和动物所共有的，具有情境性、激动性、暂时性和外显性特点；情感是与社会需要相联系的特有的心理体验，具有较大稳定性、深刻性、持久性和内隐性特点。

（2）情绪与情感的联系：情绪是情感的外在表现形式，情感是情绪的内在本质内容；情感是在情绪的基础上形成，通过情绪形式表达。离开情绪的情感是不存在的，在情绪发生过程中常常蕴涵着情感因素。

3. 情绪与情感的分类

（1）基本的情绪情感形式：情绪情感形式多样，我国古代就把情绪情感分为“好、恶、喜、怒、哀、乐”六大类，中医更有“喜、怒、忧、思、悲、恐、惊”的“七情”说法，现代心理学家将情绪和情感分为四类：①原始情绪：如快乐、愤怒、恐惧、悲哀、喜欢等；②与感知有关的情绪：如听到优雅琴声而陶醉、触到伤口而疼痛等；③与人际交往有关的情绪：如爱与恨、崇拜、思念等；④与自我评价有关的情绪：如自信、自卑、羞耻、骄傲、悔恨等。

（2）情绪状态：根据情绪发生的强度、稳定性、紧张度和速度，情绪状态可分为心境、激情和应激三种。①心境：是一种微弱而持久的具有笼罩性和弥散性特点的情绪状态。心境作为一种心理背景，在某一段时间内影响人的一切活动，使人的所有方面都带有相同的感情色彩；②激情：是一种迅速、强烈而短暂的情绪状态。它具有爆发性、冲动性、激动性的特点。在激情状态下，人的认识判断水平下降，理智分析能力受阻，自我控制能力减弱，不能正确判断和预见行为后果；③应激：是在出乎意外的紧急情况下所引起的高度紧张的情绪状态。在现实生活中发生突发和意外事件时，常需要人们迅速作出抉择应对危机形势，这时所产生的高度紧张的情绪状态就是应激。应激状态的表现与个体的生活经验与个性特征有关。

（3）社会情感：是由社会需要引起的人类所特有的高级情感形式，包括道德感、理智感、美感三种表现形式。

4. 情绪变化的特征　情绪变化的特征包括以下四个方面：

（1）主导心境差：多表现为紧张不安、精神不振、郁郁寡欢、忧心忡忡、寝食难安等。

（2）情绪活动不稳定：可表现出易激惹、冲动、急躁，或易愤怒争吵，悲伤哭泣，无理取闹，情感脆弱易受伤害等。

（3）情绪活动强度不协调：患者的情绪反应强度多大于正常人，且随病程的进展而变化。在疾病初期，患者角色的不适应会表现出较强的焦虑情绪，对微弱的刺激表现过于敏感惊慌；在疾病后期，病情逐渐缓解恢复，患者的情绪活动较稳定，表现较平静安定；部分重症患者则会出现情绪反应减弱或严重的心理障碍，甚至对许多刺激都无动于衷。

（4）情绪活动持续时间长：疾病期间病痛对正常生理功能造成明显影响，患者的情绪体验以消极情绪为主，持续时间较长。

5. 患者常见的负性情绪　焦虑和抑郁是患者最常见、最需要护理干预的负性情绪。其他负性情绪有恐惧、愤怒等。

（1）焦虑：焦虑是人们对环境中一些即将来临的危险或发生重要事件产生的一种紧张不安的情绪体验，是患者最常见的一种保护性情绪反应。适度焦虑有益于个体应对各种变化，但过度焦虑则影响身心健康。焦虑可表现为：①生理方面：心悸、血压升高、呼吸加快、食欲下降、睡眠障碍等；②心理方面：注意力不集中、易激惹等。人们通常以语言与非语言两种形式表达内心的焦虑。前者为直接诉说忧虑事件和原因及一些自觉症状，如心慌、出汗、头痛、胃痛、注意力无法集中等；后者有心跳与呼吸加快，姿势与面部表情紧张，神经质动作、肢端颤抖、快语、无法平静等。焦虑可分为分离性焦虑（住院分离）、期待性焦虑（担心预后）、阉割性焦虑（手术治疗）三种，护士应针对焦虑原因、表现、类型进行心理护理。

（2）抑郁：抑郁是以情绪低落为特点的消极情绪状态，常与现实或预期的丧失有关，处于抑郁状态时，在情感、认知、动机、生理等方面发生改变。①情感方面：表现为情绪低落、心境悲观，自我感觉低沉，生活枯燥无味、哭泣、无助感；②认知方面：表现为注意力不集中、思维缓慢、犹豫不决；③动机方面：表现为过分依赖、生活懒散、逃避现实甚至想自杀；④生理方面：表现为易疲劳、食欲减退、体重下降、睡眠障碍以及机体功能减退。抑郁的产生与病情、治疗效果、病理生理因素、人格特点、家庭经济条件等因素有关。抑郁情绪会导致患者不配合治疗、回避社会支持、延误治疗时间、降低机体免疫功能等，护士要用高度的责任心引导和帮助患者走出困境，建立良好的社会支持网络，树立治疗和生活信心。

6. 情绪与情感评估方法

（1）会谈法：可通过询问患者、家属及朋友等一些问题，收集有关情绪情感变化的主客观资料。如“您最近的情绪与平时有何不同吗？”“有什么事情使您感到特别高兴、忧虑或沮丧?”“这样的情绪存在多久了?”等。

（2）观察法：在情绪和情感活动中，机体所发生的外部表现和内部变化是与神经系统的功能活动相互联系的，是大脑皮质和皮质下中枢协同活动的结果，情绪过程多伴随着呼吸、循环、内分泌、脑电波、皮肤电反应等的变化。可通过肤电反馈仪、脑波仪、血压计等观察。护士在观察时应重点注意有无面色苍白、呼吸和心率加速、血压升高、出冷汗、食欲减退、体重下降等表现。

（3）量表评定法：是评估情绪情感较为客观的方法。常用的量表有 Avillo 的情绪情感形容词量表、Zung 焦虑状态自评量表、Zung 抑郁状态自评量表等。

第二节　社会评估

从个体出生第一天起，即直接或间接与社会环境发生密切联系。当人与社会环境相互作用时，其心理承受力及自我调节能力在一定程度上影响个体的健康。随着社会的快速发展，人们面临各种竞争与挑战，人际关系日益复杂，社会因素对健康的影响越来越大。因此，评估人的社会适应性是衡量个体健康水平的重要指标之一。

一、社会评估的目的、意义与方法

1. 社会评估的目的与意义

（1）评估患者角色功能：了解有无角色紊乱、角色适应不良等问题，采取心理干预帮助患者适应角色变化，促进治疗与护理顺利实施。

（2）评估患者人际关系：分析影响患者人际关系的因素，帮助患者改善不良的人际关系，学会建立良好的人际关系。

（3）评估患者的社会支持状态：了解患者所处的社会生活环境，明确现存或潜在的影响健康的危险因素，指导制订危险因素干预措施。

2. 社会评估方法　包括交谈法、观察法、量表评定法等。在进行社会支持状态评估时，还可进行寻访、实地观察和抽样检查，如观察居住环境，空气取样检查有害物质浓度等。

二、社会评估内容

（一）角色评估

1. 角色定义　美国社会学家米德（Mead GH）于 20 世纪 30 年代将戏剧术语“角色”一词引入社会心理学领域，定义为“社会对处于某种特定社会位置的个体所规定的行为标准和行为期望”。人的社会地位与身份在不同社会条件下有所不同，一个人可以同时或相继扮演不同的社会角色。如一个人少年时期是学生、女儿，长大以后成为教师、母亲等。

2. 角色形成　经历了角色认知与角色表现两个阶段。角色认知是个体认识自己和他人的身份、地位以及各种社会角色的区别与联系的过程。角色表现则是个体为达到自己所认识的角色要求而采取行动的过程，也是角色成熟的过程。

3. 角色分类　角色可分为：①第一角色（基本角色）：它决定个体的主体行为，是由个体的年龄、性别所赋予的角色，如儿童、老人、妇女等；②第二角色（一般角色）：是个体为完成每个生长发育阶段的特定任务，由所处社会情形和职业所确定的角色，如母亲角色、护士角色、学生角色等；③第三角色（独立角色）：是个体为完成某些暂时性任务而临时承担的角色，如学校元旦文艺晚会的节目主持人。角色多数情况下是可选择的，如护理学会会员；有时也是不可选择的，如患者角色。角色的分类是相对的，可在不同情况下相互转化。如患者角色，因疾病是暂时的，可视为第三角色，当疾病变成慢性病时，便成为第二角色。

4. 患者角色　个体患病后，便无可选择地成了患者角色，原有的社会角色部分或全部被患者角色所取代。

（1）患者角色的特点：①脱离或部分脱离日常生活中的其他角色，减轻或免除相应的责任与义务；②对自身疾病无直接责任，处于需要照顾的状态；③有享受健康服务、知情同意、寻求健康保健信息、要求保密的权利；④有积极配合医疗护理、恢复自身健康的义务。

（2）患者角色适应不良：患者角色扮演与他人对其角色期待的协调对恢复健康有积极意义。然而患者角色具有不可选择性，当个体从其他角色过渡到患者角色时，常会发生角色适应不良，表现为：①患者角色冲突：个体不愿或不能放弃原有的角色行为，与患者角色行为冲突。多见于承担较多社会或家庭责任，且事业心与责任心较强的人；②患者角色缺如：指个体患病后否认或不接纳自己有病的现实。个体常因医疗知识缺乏、经济拮据或社会文化等原因而没有进入患者角色；③患者角色消退：某种原因迫使已进入患者角色的个体迅速转回常态角色，在承担新的义务与责任时使已具有的患者角色行为消退。如家属突发急病，工作单位发生事故等；④患者角色强化：当需要患者角色向常态角色转化时，个体却依然沉溺于患者角色，对康复后要承担的其他社会角色感到恐惧不安。如依赖呼吸机辅助呼吸的患者，既希望又害怕撤除呼吸机；⑤患者角色恐惧：患病后不能正确认识和接受疾病，夸大疾病影响和可能的严重后果，对治疗缺乏信心，对自己的健康状况悲观失望，在疾病过程中有较多的担心、害怕、恐惧等消极情绪反应；⑥患者角色隐瞒：因某种原因使患者害怕疾病所造成的影响或后果而隐瞒疾病真相。

5. 患者角色评估方法与内容　评估患者角色适应时，应考虑患者的年龄、性别、个性、文化与家庭背景、经济状况、环境、疾病性质和严重程度、医院规则及人际关系等影响因素。评估方法有：

（1）会谈法：通过询问患者：“您从事什么职业？担任什么职务？目前在家庭、单位或社会所承担的角色与任务有哪些？您觉得目前的工作与您的身份是否相称？是否合理？是否能体现您的价值？您是否清楚所承担角色的权利与义务，觉得自己所承担的角色数量与责任是否合适？您觉得住院后发生了什么变化？对您有什么影响？您能否安心养病？有无头痛、头晕、睡眠障碍、紧张、抑郁等表现”等问题，以了解患者所承担的角色数量，角色感知和满意度以及是否存在角色紧张等。

（2）观察法：主要观察有无疲乏、心悸、易激惹、焦虑、抑郁、忽略自己和疾病关系、缺乏对治疗护理的依从性等角色适应不良的身心行为反应。

（二）人际关系评估

1．人际关系的定义与构成　人际关系是在人与人交往过程中形成的以个人情感为基础建立的直接的心理联系。它具有复杂性、情感性、直接性等特点，具体表现为：人际关系的形成受主观因素（如需要、性格、动机、兴趣等）和客观因素（如年龄、性别、外表、服饰等）的影响，具有复杂性；人际关系的基础是彼此间情感活动的需要，具有情感性；人际交往是个体与个体之间面对面的交往，具有直接性。人际关系由认知、情感和行为三个因素构成。

（1）认知是人际关系形成的前提条件：在人与人交往过程中，首先要通过彼此的互相接触、了解等认知活动才能建立起人际关系。同时人们通过认知对人际关系进行调节。

（2）情感是人际关系的主要调节因素：人际关系是以双方的喜欢或厌恶、满意或不满意等情感状态为特征而建立的心理联系，假如没有情感因素的调节和参与，个体就体验不到人际关系的存在和发展。

（3）行为是人际关系沟通的手段：言语、表情、手势、举止等行为是建立和发展人际关系的重要沟通手段。

三种因素在不同的人际关系中所占比重不同。其中：认知因素在工作关系中占主要作用；情感因素在家庭关系中起重要作用；行为因素在社会活动中作用突出。人际关系的三种因素是相互联系，相互作用不可分割的。

2．人际关系的影响因素

（1）社会认知：是个体对他人或自己的心理特征（如气质）、心理状态（如情绪）、行为动机等作出的理性分析与判断的过程。它是人的社会化过程，是人的社会动机、态度和社会行为发生的基础，社会认知的结果也是人际关系建立的基础。由于每个人的生活经验、个性、爱好等主观因素不同，形成了各自特有的认知结构，因此，对相同的社会刺激其认知表现各不相同，所致人际关系也不尽相同。

（2）人际吸引：是个体相互之间产生的彼此注意、欣赏、喜欢、倾慕等心理上的好感，从而促进相互之间接近并建立感情。人际吸引是人际交往的前提和基础。影响人际吸引的因素有：①相近吸引：处于物理空间距离较近的人们，交往机会较多，容易产生相互间心理距离的趋近；②相似吸引：是以人们彼此间某些相似性或一致性特征为基础的吸引，如价值观与态度的相似而形成的吸引；③互补吸引：因彼此的某些需要与期望有互补关系而产生较强的吸引力。包括需要的互补、社会角色的互补、人格特征的互补，其中人格品质是影响吸引力最稳定、最重要的因素；④相悦吸引：是指人际关系中能让人产生心理上愉快与满足的感觉而产生的吸引；⑤仪表吸引：由个体的容貌、举止、气质等外在因素产生的吸引；⑥敬仰性吸引：是单方面对某人的某种特征的敬仰而产生的人际吸引，如对他人人品与智慧的敬慕。

3．人际关系的评估方法　人际关系可用会谈法、观察法、调查法相结合进行综合评估。常用的人际关系评定量表有两种：一种是针对个体的人际关系评估，常用人际关系自评量表；另一种是针对团体的人际关系评估，可用社交测量法，其方法是向团体成员提出一系列问题，如喜欢谁，不喜欢谁，愿意和谁一起工作，愿意和谁一起娱乐等问题，以获得彼此间喜欢和厌恶的情感信息，从而了解人际关系情况。通过提问获得的资料，可用人际关系矩阵分析法进行分析。

（三）社会支持评估

1. 社会支持的定义　社会支持是指人们在其社会网络中获得的帮助和支持。主要包括四个维度的社会支持：物质支持（如金钱、生活用品等）、情感支持（如获得友谊、关心、爱等精神上的支持）、信息支持、评价性支持（如对问题看法的认同、对个人价值观念的认同等）。

2. 社会支持与健康

（1）社会支持与健康的关系：有关研究表明：与社会支持保持密切联系和接触，获得较多社会支持者其死亡率低于社会支持少的人；社会支持较多者患病后病情的严重程度低于社会支持少的人，且病情恢复较快；社会支持少可造成心理障碍和情绪障碍，对心理高危人群提供足够的社会支持可降低自杀率等。总之，有效的社会支持有益于身心健康，帮助受挫者走出阴影，重建生活信心，恢复正常社会生活；缺乏社会支持可成为影响个体身心健康的重要危险因素。

（2）社会支持的影响因素：①与个体是否体验到社会支持有关：无论是客观还是主观方面的社会支持，只有本人感知到或体验到才会对自己发挥积极的作用；②与个体对社会支持的利用度有关：社会支持对个体的影响与社会支持的利用度有关，如对客观的社会支持，有些人会积极主动争取并善加利用，而另一些人则被动接受或拒绝社会网络的支持；③与个体的社会关系有关：社会关系网越健全、人际关系越融洽，越易获得情感、物质、精神、信息等方面的社会支持。特别是家庭内部的各种社会支持与人的健康呈正相关。

3. 社会支持的评估方法　社会支持的评估方法有：①交谈法：询问的内容包括："您家庭关系是否稳定？家庭成员是否相互尊重？与同事、上级的关系如何？家庭成员或同事是否能提供您所需的支持与帮助？您在家庭或单位是否有被控制的感觉？您与病友或医护人员的关系好吗？是否得到了应有的尊重与关怀？各种合理需求是否被及时满足？"等问题；②测量法：我国主要采用肖水源、杨德森 1986 年编制的社会支持评定量表，它包括客观支持、主观支持、对支持的利用度三个方面；③观察法：可通过实地观察其生活环境及直接观察患者及其亲朋好友、同事的饮食、睡眠、活动、娱乐方式与习惯等评估其社会支持情况。

小　结

心理社会评估是健康评估的重要组成部分，在为患者实施整体护理时起着重要作用。其评估方法主要有测量法、观察法、会谈法、调查法等。心理评估内容包括自我概念评估和情绪情感评估等；社会评估内容包括角色评估、人际关系评估和社会支持评估等。

自测题

一、A1/A2 型题

1. 下列有关心理评估的目的与意义不包括
   A. 发现患者健康问题
   B. 明确护理诊断
   C. 指导制订环境干预措施
   D. 评价治疗与护理效果
   E. 是重要的科研手段

2. 心理评估最常用的方法
   A. 观察法
   B. 会谈法
   C. 心理测验法
   D. 医学检测法
   E. 调查法

3. 自我概念中最不稳定的部分为
   A. 体像
   B. 社会自我
   C. 精神自我
   D. 自尊
   E. 理想自我

4. 下列属于情感特点的是
   A. 暂时性
   B. 冲动性
   C. 深刻性
   D. 情境性
   E. 激动性

5. 原始情绪不包括
   A. 快乐
   B. 愤怒
   C. 悲哀
   D. 害羞
   E. 恐惧

6. 与情感相联系的是
   A. 自然需要
   B. 生理需要
   C. 社会需要
   D. 精神需要
   E. 生存需要

7. 下列属于第三角色的是
   A. 妇女角色
   B. 老人角色
   C. 患者角色
   D. 护士角色
   E. 学生角色

8. 患者在治疗后期常出现的角色适应不良为
   A. 角色行为缺如
   B. 角色行为异常
   C. 角色行为冲突
   D. 角色行为强化
   E. 角色行为消退

9. 矩阵分析法可以评估
   A. 自尊
   B. 情绪
   C. 社会角色
   D. 社会支持
   E. 人际关系

10. 张某，40 岁，女性，患糖尿病 5 年。女儿患心肌炎住院，张某请假在医院照顾女儿。张某发生的角色适应不良为
    A. 角色冲突
    B. 角色模糊

C. 角色负荷过轻
D. 角色负荷过重
E. 角色匹配不当

11. 患者，李某，平时身体健康，很少打针吃药，从未住过院。单位体检发现右上腹包块，医生要求其住院检查治疗，该患者最有可能发生
A. 角色冲突
B. 角色缺如
C. 角色强化
D. 角色消退
E. 角色模糊

12. 患者最常见、最需要护理干预的情绪状态是
A. 焦虑与抑郁
B. 紧张与害羞
C. 恐惧与恐怖
D. 愤怒与忧虑
E. 悲观与悲哀

13. 社会支持的四个维度不包括
A. 情感
B. 物质
C. 信息
D. 人员数量
E. 评价性支持

14. 心理评估方法中可对个体的行为表现进行量化分析的是
A. 观察法
B. 会谈法
C. 心理测验法
D. 医学检测法
E. 调查法

二、A3/A4 型题

（15～16 题共用题目）

刘芳，女，53 岁，中学教师。因高考辅导劳累多日，血压 180/110mmHg，头晕、头痛，被学校送医院治疗。为不影响辅导工作，刘老师在用药期间还坚持给学生批改作业。

15. 刘老师目前的角色属于
A. 基本角色
B. 第一角色
C. 第二角色
D. 第三角色
E. 第四角色

16. 刘老师的角色适应不良属于
A. 角色冲突
B. 角色缺如
C. 角色消退
D. 角色强化
E. 角色恐惧

（17～19 题共用题目）

小蓝，女，15 岁，初中生。因患白血病被家人送来住院治疗，但她自己不知情。今天她无意中听到了医生和她家人的对话，知道了自己的病情，而后就痛哭，并拒绝用药。

17. 小蓝这种情绪状态是
A. 心境
B. 愤怒
C. 激情
D. 恐惧
E. 应激

18. 4 天后，她和同病房的白血病病友小芳成了好朋友，这属于人际吸引中的
A. 相近吸引
B. 相似吸引
C. 互补吸引
D. 相悦吸引
E. 敬仰吸引

19. 今天她的同学来看她，并给她送来了鲜花，祝愿她早日康复，这属于社会支持中的
A. 物质支持
B. 情感支持
C. 信息支持
D. 评价性支持
E. 生活支持

三、**B型题**

（20～22题共用备选答案）
A. 心理过程
B. 情绪状态
C. 自我认知
D. 人格特征
E. 人际关系
20. 心理现象的静态形式是
21. 对人格的各个成分进行自我调节的内控系统是
22. 心理现象的动态形式是

（23～25题共用备选答案）
A. 感知
B. 认知
C. 情绪
D. 情感
E. 行为
23. 形成人际关系的前提条件是
24. 人际关系的主要调节因素是
25. 人际沟通的主要手段是

（26～30题共用备选答案）
A. 相似吸引
B. 相近吸引
C. 相悦吸引
D. 互补吸引
E. 仪表吸引
26. 因物理空间距离较近而产生相互间心理距离的趋近
27. 以人们彼此间某些相似性特征为基础的吸引
28. 因彼此的某些需要与期望有互补关系而产生较强吸引力
29. 能让人产生心理上愉快与满足的感觉而产生的吸引
30. 由一个人的容貌、举止、气质等外在因素产生的吸引

第四章　身体评估

学习目标

1. 掌握身体评估的基本方法、生命体征、意识、营养、体位、皮肤黏膜、瞳孔、肺与胸膜、心脏、腹部、生理反射等评估内容、方法与意义。
2. 熟悉发育与体型、面容与表情、步态、头颈部、胸部体表标志、腹部体表标志与分区、病理反射、脑膜刺激征、肌力与肌张力等评估内容、方法与意义。
3. 了解浅表淋巴结、胸壁与胸廓、血管、脊柱与四肢等评估内容、方法与意义。

案例

患者男性，13 岁。因“气急，不能平卧 1 小时”而急诊入院。患者今天下午与家人外出游玩，黄昏时起出现打喷嚏、流泪并有干咳，随即胸闷气急，咳嗽伴大汗，不能平卧。既往曾有类似发作史。请给该患者进行身体评估。

第一节　身体评估准备与基本方法

身体评估是护士运用自己的感官或借助辅助工具对患者进行细致的观察和系统的检查，以了解其身体健康状况的一种最基本检查方法。一般在健康史采集结束后进行。

一、评估前准备

1. 物品准备　治疗盘内器材应有体温计、血压计、计时器、手电筒、压舌板、听诊器、叩诊锤、棉签等。

2. 环境准备　环境安静、温度适宜、光线充足，必要时使用屏风遮挡和有第三者陪伴在场。

3. 患者准备　检查前应对患者作好解释工作，解除顾虑，避免患者有心理负担；患者应取舒适的体位，能够认真配合检查。

4. 知识准备　评估前护士应先熟悉评估顺序、方法、内容、注意事项。评估时先检查一般情况，然后检查头、颈、胸、腹、脊柱、四肢和神经系统，目的是避免重复和遗漏。肛门、直肠、生殖器评估要视情况而定。评估前洗手，以避免医源性交叉感染。

二、评估基本方法

身体评估最基本方法有视诊、触诊、叩诊、听诊和嗅诊 5 种。这些方法是护士的基本功，必须不断地练习和实践，才能收集到更具精确性和更有价值的资料。

（一）视诊

视诊是护士用视觉来观察患者的全身和局部表现的评估方法。此方法简单，一直作为身体评估的第一步。视诊时，一定要有适宜的光线，最好在自然光线下进行。灯光下不能正确辨别黄疸、皮疹和轻度发绀。视诊适用范围广，往往能提供重要的评估资料，但必须有丰富的医学知识和临床经验，通过深入敏锐的观察，才能发现有重要意义的体征。

（二）触诊

触诊是护士通过手的感觉来感知身体某部位有无异常的评估方法。手的感觉以指腹和掌指关节掌面皮肤最为敏感，触诊时多用这两个部位。触诊可以补充视诊的某些不足和进一步明确视诊所不能肯定的体征，适用范围很广，特别适用于腹部评估。根据施加的压力不同，触诊可分为浅部触诊和深部触诊。

1. 浅部触诊　是指将手轻放于检查部位，利用掌指关节和腕关节的协调动作，以滑动或旋转方式轻柔地进行触摸。适用于评估皮肤温度、浅部动静脉、震颤、心尖搏动、腹部压痛、浅表包块、阴囊及精索等。

2. 深部触诊　是指用单手或双手重叠，由浅入深，逐渐施加压力，以达深部检查部位（图 4-1）。适用于腹腔脏器或腹部病变评估。根据评估目的和手法不同深部触诊法可分为四种：

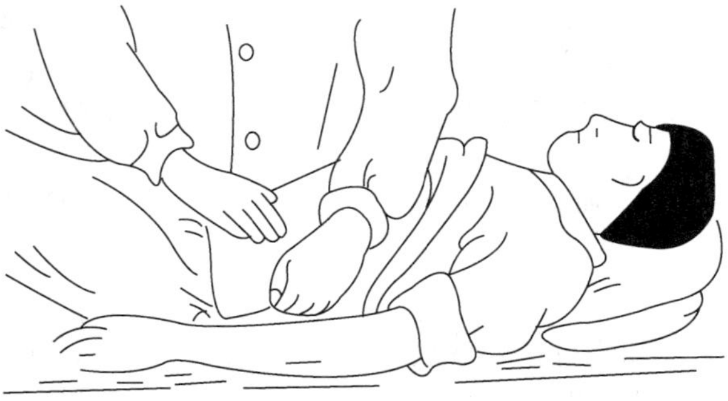

图 4-1　双手触诊法

（1）深部滑行触诊法：常用于腹腔深部包块及胃肠病变评估。

（2）双手触诊法：常用于肝、脾、肾和腹腔肿物评估。

（3）深压触诊法：常用于探测腹腔深在病变的部位和确定腹部压痛点。

（4）冲击触诊法：一般只用于腹腔有大量积液而难于触及肝脾者。

知识链接

腹部触诊注意事项

触诊时要注意患者的保暖，护士的手要温暖、指甲不可过长、压力适当、由浅入深、先触诊健侧后触诊患侧。评估腹部时，护士应站立于患者右侧，面向患者，以利于观察面部表情。患者一般取仰卧位，双手置于身体两侧，双腿稍屈，以使腹肌放松；评估下腹部时，应嘱患者先排尿或者排便，以免将充盈的膀胱或肠腔内的粪块误认为肿物。

（三）叩诊

叩诊是用手指叩击或手掌拍击患者体表某部，使之产生振动而发出音响，根据振动和音响的特点来判断检查部位的脏器有无异常的一种检查方法。主要用于胸腹部评估。

1. 叩诊体位　胸部叩诊取坐位或卧位，腹部叩诊取仰卧位。

2. 叩诊方法

（1）间接叩诊法：在临床上广泛应用。护士以左手中指第二指节紧贴叩诊部位，其他手指稍抬起，勿接触体表；右手各指自然弯曲，以中指指端垂直叩击左手中指第二指骨前端。叩诊时应以腕关节与掌指关节的活动为主，避免肘、肩关节参加活动（图 4－2），叩击力量要适宜，动作要灵活、短促、富有弹性。叩击后立即抬起，每次连续 2～3 下。不明确时，可再叩 2～3 下。

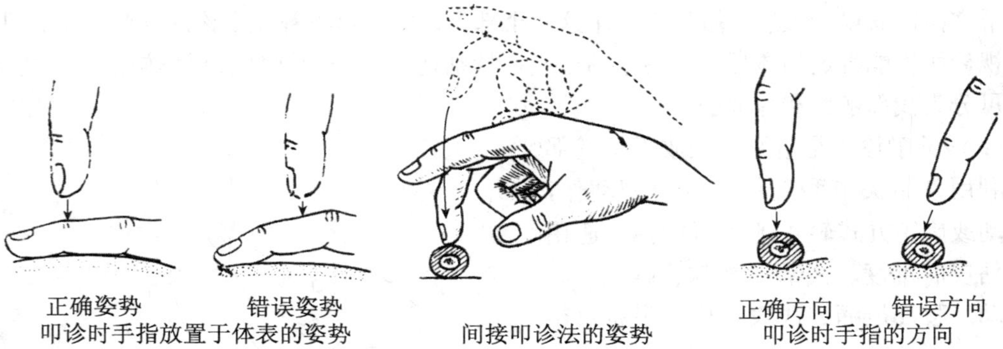

图 4－2　间接叩诊法

（2）直接叩诊法：用右手中间三指掌面直接拍击检查部位，根据拍击的反响和指下的振动感来判断病变。主要适用于评估胸、腹部面积较广泛的病变，如大量胸腔积液、腹水、气胸等。此外，用拳或叩诊锤直接叩击检查部位，观察有无疼痛反应也属于直接叩诊，如肝区、肾区叩击痛等。

3. 叩诊音　因被叩击的组织或器官的密度、弹性、含气量及其与体表的距离不同，叩击时产生的音响强度、音调高低及持续时间也会不同。根据性质不同可将叩诊音分为五种：

（1）清音：是一种音调低、音响较强、持续时间较长的叩诊音。是正常肺部的叩诊音，提示肺组织的弹性、含气量、致密度正常。

（2）浊音：是一种比清音音调较高、音响较弱、振动持续时间较短的叩诊音。正常情况下在叩击覆盖有少量含气组织的实质器官时产生，如被肺覆盖的心脏边缘或肝上部；病理状态下的浊音，可见于肺炎、肺不张等。

（3）实音：是一种比浊音音调更高、音响更弱、振动持续时间更短的叩诊音。正常情况下在叩击不含气的实质性脏器如肝、脾、心脏时产生；病理状态下的实音可见于大量胸腔积液、肺实变等。

（4）鼓音：是一种比清音音调更低、音响更强、振动持续时间更长的叩诊音。正常情况下在叩击含有大量气体的空腔脏器时产生，如胃泡区及腹部。病理状态下的鼓音可见于气胸、气腹、较大肺空洞等。

（5）过清音：是一种介于清音与鼓音之间的叩诊音。主要见于肺组织弹性减弱，含气量增多时，如肺气肿。正常人叩不出过清音。

4. 叩诊注意事项

(1) 尽量保持周围环境安静，以免影响叩诊音判断。

(2) 充分暴露检查部位，嘱患者放松，注意对称部位的比较与鉴别。

(3) 除注意辨别叩诊音响变化外，还应注意指下振动感的差异，两者应相互配合。

(4) 根据叩诊部位不同，选择适当的体位和叩诊方法。病灶小，部位浅表时宜轻叩；病灶范围较大，部位较深时叩诊力量要稍重。

(四) 听诊

1. 听诊方法　是护士直接用耳或借助听诊器听取患者体内脏器或组织发出的声音，根据其变化来推断体内脏器或组织正常与否的一种方法。在评估心、肺、腹等部位尤为重要。根据使用听诊器与否可分为：①直接听诊法：用耳直接贴于患者体表某部位，听取体内发出的音响，现很少使用；②间接听诊法：是借助听诊器进行听诊的方法，此法方便，可在任何体位时使用，而且对听诊部位的声音有一定的放大作用，能减少外界杂音干扰。听诊器由耳件、软管和体件三部分组成。体件分钟型和膜型两种，钟型适用于听取低音调的声音，如二尖瓣狭窄时的舒张期隆隆样杂音，膜型适用于听取高音调声音，如呼吸音、心音、肠鸣音等。

2. 听诊注意事项　听诊时，环境要安静、温暖、避风。听诊前应注意听诊器的耳件方向是否正确，管腔是否通畅，体件是否紧贴检查部位，体件应避免与皮肤摩擦而产生附加音。听诊心脏时要排除呼吸音等干扰，听诊肺部时要排除心音等干扰。

(五) 嗅诊

用嗅觉辨别患者体表、呼吸道、胃肠道或呕吐物、排泄物等发出的异常气味，以判断疾病与异常气味之间关系的评估方法。嗅诊时护士用手将患者散发的气味扇向自己鼻部，认真判断气味的特点和性质。

1. 呼气味　有浓烈的酒味见于饮酒后，刺激性大蒜味见于有机磷农药中毒，烂苹果味见于糖尿病酮症酸中毒，氨味见于尿毒症，肝腥味见于肝性脑病。

2. 呕吐物味　酸臭味见于幽门梗阻，粪臭味见于低位肠梗阻。

3. 痰液味　正常无特殊气味。血腥味见于大量咯血，恶臭味可能是厌氧菌感染。

4. 粪便味　腐败性臭味见于消化不良或胰腺功能不全，腥臭味见于阿米巴痢疾。

第二节　一般状态评估

一般状态评估是身体评估的第一步，是对患者全身状态的概括性观察。评估方法以视诊为主，配合触诊、听诊等。评估内容如下：

一、生命体征

体温、脉搏、呼吸、血压为人体的四大生命体征，是身体评估的重点内容。各项指标的评估方法详见《护理学基础》教材。

(一) 体温 (T)

1. 参考值　口测法 36.3～37.2℃，腋测法 36～37℃，肛测法 36.5～37.7℃。

2. 体温异常及临床意义

（1）发热：任何原因导致产热过多，散热减少，体温升高超过正常参考值范围称为发热，可见于各种感染、恶性肿瘤、无菌性坏死组织吸收、免疫性疾病、内分泌疾病、中枢神经和自主神经功能失调等。

（2）体温过低：体温低于正常参考值下限称为体温过低，多见于早产儿、极度衰弱、甲状腺功能减退、休克等。

（二）脉搏（P）

测量脉搏对了解患者的全身状态、循环功能状况等有重要意义。触诊部位有桡动脉、颈动脉、股动脉、足背动脉。触诊内容有频率、节律、紧张度等。常见的异常脉搏有：

（1）速脉：正常成人脉率为60～100次/分。超过100次/分为速脉，生理情况下见于情绪激动、剧烈体力活动等；病理情况下见于发热、贫血、甲状腺功能亢进、心功能不全、休克等。一般体温升高1℃，脉搏约增加10～15次/分。

（2）缓脉：脉率低于60次/分为缓脉，生理情况见于老年人或运动员等；病理情况下见于颅内压增高、阻塞性黄疸、甲状腺功能减退、病态窦房结综合征、房室传导阻滞等。

（3）水冲脉：是指脉搏骤起骤落，急促有力，犹如潮水涨落。由脉压增大所致。检查时，护士右手紧握患者腕部掌面，触诊桡动脉，并将患者的手臂抬高过头，此时可感到急促有力的冲击。常见于主动脉瓣关闭不全、动脉导管未闭、甲状腺功能亢进及严重贫血等。

（4）交替脉：是指脉搏节律规则但出现强弱交替改变。由左心室收缩力强弱交替所致，是左心功能不全的重要体征。见于高血压性心脏病、心肌炎、急性心肌梗死等。

（5）奇脉（吸停脉）：是指平静吸气时脉搏明显减弱或消失的现象。是心包填塞的重要体征。见于心包积液和缩窄性心包炎等。

（6）不整脉：指脉搏不规则，见于心律失常。如脉率少于心率，称为脉搏短绌，见于心房颤动等。

（三）呼吸（R）

检查呼吸时应注意呼吸频率、节律、深度等改变。

正常成人静息时呼吸次数为16～20次/分，呼吸与脉搏之比为1∶4。

1. 呼吸频率异常

（1）呼吸增快：呼吸频率超过24次/分。见于发热、严重贫血、心肺功能不全等。一般体温升高1℃，呼吸约增加4次/分。

（2）呼吸减慢：呼吸频率少于12次/分。见于呼吸中枢抑制、颅内压增高等。

2. 呼吸节律异常

（1）潮式呼吸：又称Cheyne-Stokes呼吸（陈一施呼吸）。是指呼吸由浅慢逐渐变为深快，再由深快变为浅慢，继之出现一段时间的呼吸暂停，然后又重复出现上述节律。由呼吸中枢兴奋性降低所致，常见于中枢神经系统疾病、中毒等。

（2）间停呼吸：又称Biot呼吸（毕奥呼吸）。是指有规律的呼吸几次后，突然停止一段时间，然后又开始呼吸，周而复始。由呼吸中枢兴奋性显著降低所致，提示预后不良，多见于临终前。

3. 呼吸深度异常

（1）呼吸浅快：见于呼吸道阻塞、肺气肿、肺炎、气胸、大量腹水等。

（2）呼吸深快：生理情况下见于剧烈运动、情绪激动、过度紧张等；病理情况下出现深长而快的酸中毒大呼吸又称Kussmaul呼吸，但Kussmaul有时也表现为深慢或单纯变深。

见于糖尿病酮症酸中毒、尿毒症等。

（四）血压（BP）

1. 正常血压范围：收缩压90～140mmHg，舒张压60～90mmHg，脉压为30～40 mmHg。

2. 血压异常及临床意义

（1）高血压：在安静、清醒情况下，至少3次非同日测量血压，收缩压≥140mmHg和（或）舒张压≥90mmHg为高血压。短暂的血压升高见于剧烈疼痛、情绪激动、寒冷环境、缺氧等；持久的血压升高见于原发性高血压、肾脏疾病等。

（2）低血压：收缩压＜90mmHg，舒张压＜60mmHg为低血压。见于休克、心功能不全、急性心肌梗死等。

（3）脉压改变：脉压＞40 mmHg为脉压增大，见于主动脉瓣关闭不全、动脉导管未闭、主动脉粥样硬化、甲状腺功能亢进、严重贫血等；脉压＜30 mmHg为脉压减小，见于低血压、心包积液、严重二尖瓣狭窄、主动脉瓣狭窄、重度心功能不全等。

二、意识状态

意识是大脑功能活动的综合表现，是对环境的知觉状态。意识障碍是指人对周围环境及自身状态的识别和觉察能力出现障碍。可通过交谈评估其思维、反应、情感活动、计算力及定向力等情况。必要时，可进行痛觉试验、腱反射、瞳孔对光反射等评估。根据意识障碍的轻重程度分为：

1. 嗜睡　是最轻的意识障碍，患者处于病理性睡眠状态，轻微刺激可被唤醒，醒后尚能正确回答问题，但反应较迟钝，答话简单缓慢，一旦刺激去除，又迅速入睡。

2. 意识模糊　意识水平轻度下降，是较嗜睡重的意识障碍。患者能保持简单的精神活动，但对时间、地点、人物的定向能力发生障碍，思维和语言不连贯，对周围环境的理解和判断失常，可有错觉、幻觉、躁动、精神错乱等，常见于急性重症感染等。

以兴奋性增高为主的意识模糊，伴有知觉障碍的称为谵妄，表现为定向力丧失，胡言乱语、错觉、幻觉、情绪失常，或有兴奋激动等症状。常见于急性感染高热期、酒精中毒等。

3. 昏睡　近似于人事不省的意识障碍，患者处于熟睡状态，不易唤醒，虽在强烈刺激下（如压迫眶上神经）可被勉强唤醒，但回答问题时含混不清，答非所问，且很快入睡。

4. 昏迷　是最严重的意识障碍，表现为意识活动大部分或完全丧失，对任何刺激均不能唤醒。按昏迷程度分为：

（1）浅昏迷：意识大部分丧失，无自主运动，对声、光等刺激无反应，但对强烈的疼痛刺激可出现痛苦表情或肢体回缩等防御性反应，瞳孔对光反射、角膜反射、吞咽反射存在。

（2）深昏迷：意识完全丧失，对各种刺激皆无反应，所有生理反射均消失，全身肌肉松弛，呼吸不规则，血压可下降，大小便失禁或潴留。

注意：昏迷与昏厥不同：昏迷是意识活动完全丧失，昏厥是一过性脑缺血（缺氧）引起的短暂的意识丧失。昏睡与昏迷不同：昏睡者能被唤醒，昏迷者不能被唤醒。

三、面容与表情

疾病可引起面容与表情变化（图4－3）。临床常见的典型面容有：

1. 急性面容　面色潮红，辗转不安，呼吸急促，口唇疱疹，痛苦呻吟。常见于大叶性肺炎、疟疾、流行性脑脊髓膜炎、急性腹痛等。

2. 慢性面容　面容憔悴，面色苍白或晦暗，目光黯淡，精神萎靡。见于慢性消耗性疾病，如肝硬化、严重肺结核、恶性肿瘤等。

3. 病危面容（希波克拉底面容）　面容枯槁，面色铅灰或苍白，表情淡漠，眼眶凹陷，目光无神，四肢厥冷，甚至大汗淋漓。见于严重脱水、大出血、休克等。

4. 二尖瓣面容　面色灰暗、双颊紫红、口唇发绀。见于风湿性心脏病二尖瓣狭窄。

5. 甲状腺功能亢进面容　面容惊愕、眼裂增宽、眼球凸出、目光炯炯有神、表情兴奋。见于甲状腺功能亢进症。

6. 满月面容　面圆如满月、皮肤发红、常伴痤疮和小胡须。见于 Cushing 综合征和长期应用糖皮质激素者。

7. 肢端肥大症面容　头颅增大、面部变长、眉弓及两侧颧部隆起、耳鼻增大、唇舌肥厚、下颌增大向前突出。见于肢端肥大症。

8. 其他面容　贫血面容、肝病面容、肾病面容、面具面容、黏液性水肿面容、苦笑面容等。面具面容见于震颤麻痹，黏液性水肿面容见于甲状腺功能减退，苦笑面容见于破伤风。

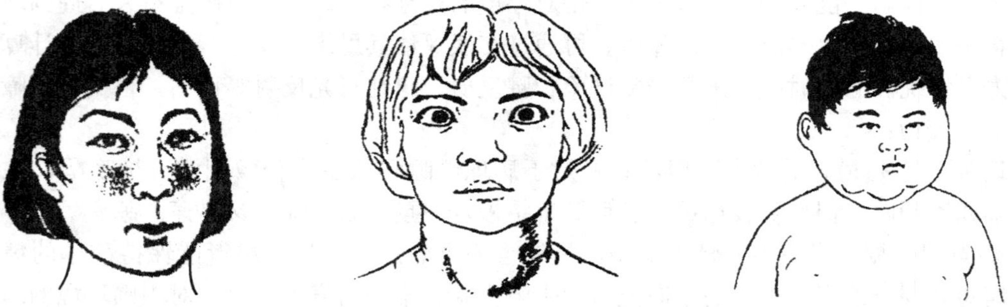

二尖瓣面容　　甲亢面容　　满月面容

图 4-3　常见异常面容

四、发育与体型

（一）发育

1. 发育评估方法　通常用年龄、智力和体格成长状态（身高、体重及第二性征）之间的关系来综合判断发育是否正常。发育与种族、遗传、内分泌、锻炼、营养代谢等密切相关。

2. 成人发育正常的指标　头长约为身高的 1/7～1/8；胸围约为身高的 1/2；双上肢水平展开的长度约等于身高；坐高等于下肢的长度。

3. 发育异常的临床意义　发育异常与内分泌改变最密切。发育成熟前腺垂体功能亢进，可导致体格发育异常高大称巨人症；腺垂体功能减退，可导致体格异常矮小称侏儒症；甲状腺功能减退可导致体格矮小且智力低下称呆小症。

（二）体型

成人的体型可分为以下三种类型：

1. 无力型（瘦长型）　体高肌瘦、颈细长、肩窄下垂、胸廓扁平、腹上角小于 90°。

2. 正力型（均称型）　身体各部分结构匀称适中，腹上角接近90°，见于多数正常成人。

3. 超力型（矮胖型）　体格粗壮、颈粗短、肩宽、胸廓宽厚、腹上角大于90°。

五、营养状态

营养状态与食物摄入、消化吸收、代谢、生活方式等有关，可作为鉴定健康和疾病程度的指标之一。

（一）评估方法

1. 根据皮肤黏膜、毛发、皮下脂肪、肌肉发育等情况评估　最简便迅速的评估方法是观察皮下脂肪充实程度，最适宜部位为前臂屈侧或上臂背侧下1/3。临床上将营养状态分为良好、中等、不良三个等级。

（1）营养良好：皮肤黏膜红润、皮肤有光泽且弹性良好、皮下脂肪丰满、肌肉结实、毛发和指甲润泽等。

（2）营养不良：皮肤黏膜干燥、弹性减退、皮下脂肪菲薄、肌肉松弛无力、毛发稀疏、干枯且易脱落、指甲粗糙无光泽等。

（3）营养中等：介于良好与不良之间。

2. 根据身高与体重的关系评估　首先根据身高计算出标准体重，再将实际体重与标准体重进行比较。实际体重在标准体重±10%的范围内属于正常。

标准体重的计算方法为：

男性标准体重（kg）＝［身高（cm）－100］×0.9

女性标准体重（kg）＝［身高（cm）－100］×0.85

（二）营养状态异常

1. 营养不良　由长期或严重疾病引起摄入不足、消化吸收障碍和（或）消耗增加所致。营养不良导致体重下降，当体重低于标准体重10%以上时为消瘦，极度消瘦者称恶病质，见于恶性肿瘤晚期等。

2. 营养过度　体内脂肪积聚过多，主要表现为体重明显增加。当实际体重高于标准体重20%以上时为肥胖。肥胖可分为：①单纯性肥胖（外源性肥胖）：主要与摄食过多、运动过少、遗传因素等有关；②继发性肥胖（内源性肥胖）：多由内分泌疾病引起，如下丘脑病变、肾上腺皮质功能亢进等，其脂肪分布多有特征性表现。

六、体位

体位是指身体在休息时所处的状态。临床常见体位及临床意义有：

1. 自动体位　身体活动自如、不受限制。见于正常人或轻症患者。

2. 被动体位　患者不能自己调整或变换身体位置。见于昏迷或瘫痪患者。

3. 强迫体位　患者为减轻疾病痛苦而被迫采取的某种体位。常见的强迫体位有：

（1）强迫仰卧位：患者仰卧，双腿屈曲，以减轻腹部肌肉紧张度。见于急性腹膜炎等。

（2）强迫俯卧位：患者以俯卧来减轻背部肌肉紧张度。见于脊柱疾病等。

（3）强迫侧卧位：患者多采取患侧卧位，以减轻疼痛，有利于健侧代偿性呼吸。见于一侧胸膜或肺脏疾病。

（4）强迫坐位（端坐呼吸）：患者坐位，双手置于膝盖上或床边，上身稍前倾。此体位有利于膈肌下移，增加肺换气量；减少下肢回心血量，减轻心脏负担。见于心肺功能不全患者。

（5）强迫蹲位：患者在活动过程中，因呼吸困难和心悸而停止活动，采取蹲位或胸膝位以缓解症状。见于发绀型先天性心脏病。

（6）强迫停立位：患者在步行过程中突发心前区疼痛，被迫立即站住，并以右手按抚心前区。见于冠心病心绞痛。

（7）辗转体位：患者辗转反侧，坐卧不安。见于胆绞痛、肾绞痛等。

（8）角弓反张位：患者颈及脊背肌肉强直，头向后仰，背过伸，胸腹前凸，躯干呈弓状。见于破伤风及小儿脑膜炎等。

七、步态

1. 正常步态　正常人躯干端正、脊柱无畸形，肢体动作自如、步态稳健协调。

2. 异常步态　常见异常步态或姿势改变有：胃肠痉挛性疼痛者常捧腹而行，颈椎病者颈部活动受限，小脑疾病或酒精中毒呈醉酒步态，帕金森病呈慌张步态，佝偻病呈蹒跚步态（鸭步），脑瘫、截瘫者呈剪刀步态，腓总神经麻痹呈跨阈步态，脊髓结核患者呈共济失调步态（图 4－4）。

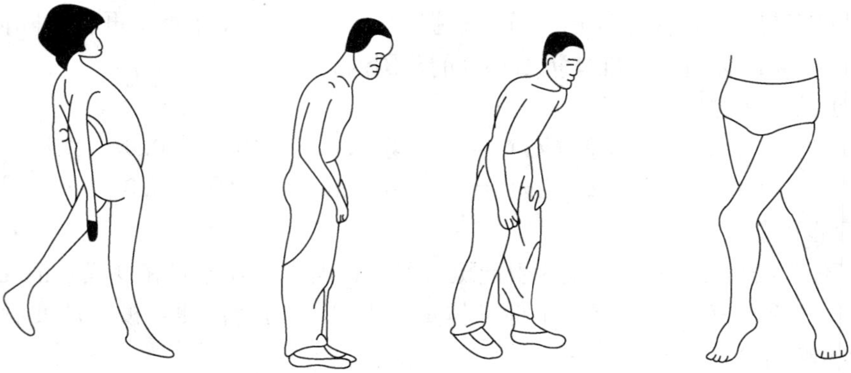

图 4－4　常见异常步态

第三节　皮肤、黏膜及浅表淋巴结评估

一、皮肤、黏膜评估

（一）颜色

皮肤颜色与种族、毛细血管分布、血液充盈度、色素多少、皮下脂肪厚薄等有关。

1. 苍白　多由血红蛋白减少或末梢毛细血管充盈不足等引起，见于贫血、出血、寒冷、休克、主动脉瓣关闭不全、虚脱等。常检查颜面、结膜、口唇、指甲等部位。

2. 发红　多由毛细血管充血、血流加速或红细胞量增多引起。正常可见于运动、饮酒、情绪激动等，病理状态见于发热性疾病、阿托品中毒或一氧化碳中毒（樱桃红色）等。

3. 发绀　皮肤黏膜青紫色。主要由血液中还原血红蛋白超过 50g/L 引起，也可因血液中有异常血红蛋白衍生物所致。易在口唇、耳廓、面颊、肢端等部位出现。多见于心肺疾病和某些中毒，如严重的呼吸系统疾病、先天性心脏病、亚硝酸盐中毒等。注意：严重贫血者（血红蛋白量少于 50g/L）时，可不出现发绀。

4. 黄染　多由血中胆红素浓度过高，渗入皮肤和黏膜引起。初期或轻微黄疸时仅见于巩膜和软腭黏膜．黄疸明显时才见于皮肤。常见于阻塞性黄疸、肝细胞性黄疸、溶血性黄疸等。

鉴别：过多食用胡萝卜、南瓜、柑橘等，可使胡萝卜素在血中含量增多，而使皮肤黄染，特别是手掌、足底皮肤，但一般不出现在巩膜和口腔黏膜。

5. 色素沉着　皮肤黏膜色泽加深呈暗褐色。生理情况见于生殖器官、乳头、腋窝、肛门周围等。病理情况见于慢性肾上腺皮质功能减退、肝硬化、肝癌等。

6. 色素脱失　皮肤原有色素丧失称为色素脱失。常见于白癜风、白斑、白化症。

（二）湿度

生理情况下，皮肤湿度与气温有关。病理情况下，出汗过多和无汗都有临床意义。

1. 多汗　可见于风湿病、甲状腺功能亢进症、佝偻病等；夜间睡眠后出汗称盗汗，是结核病的重要征象；手脚皮肤发凉而大汗淋漓称冷汗，见于休克或虚脱。

2. 少汗或无汗　见于维生素 A 缺乏、尿毒症、脱水等。

（三）弹性

皮肤弹性与年龄、营养、皮下脂肪、组织间隙液体量等有关。儿童及青年皮肤富有弹性，中年以后皮肤弹性逐渐减低，老年皮肤弹性减退。评估部位为手背或上臂内侧，以示指和拇指将皮肤捏起，然后松开，观察皮肤平复情况。弹性良好者松手后皮肤皱褶立即复原。弹性减弱时，皮肤皱褶平复缓慢，见于慢性消耗性疾病、严重脱水等。

（四）皮疹

皮疹是某些皮肤病、传染病、重症感染、药物过敏等疾病的重要诊断依据。常见皮疹有：

1. 斑疹　仅局部皮肤发红，一般与皮肤相平，不隆起亦不凹陷。常见于斑疹伤寒、丹毒、风湿性多形红斑等。

2. 玫瑰疹　为鲜红色圆形斑疹，直径 2～3mm，多见于胸、腹部，是伤寒、副伤寒的特征性皮疹。

3. 丘疹　有局部皮肤颜色改变，病灶高出于皮面。多见于药物疹、麻疹及湿疹等。

4. 斑丘疹　在丘疹周围有皮肤发红的底盘。见于风疹、猩红热、药物疹等。

5. 荨麻疹　俗称风团。为隆起皮面苍白或淡红色的局限性水肿，大小不等，形态不一，伴瘙痒。为速发性皮肤变态反应所致。见于各种食物或药物过敏反应。

（五）皮下出血

皮肤或黏膜下出血直径不超过 2mm 者为淤点（出血点）；直径在 3～5mm 之间为紫癜；直径在 5mm 以上为淤斑；片状出血伴局部皮肤隆起为血肿。

较小的皮下出血应注意与红色的皮疹或小红痣进行鉴别，主要看压之是否退色。皮疹受压时会退色，淤点、紫癜、淤斑及小红痣均不退色，且小红痣稍高于皮面，表面光滑。

临床意义：皮肤或黏膜下出血常见于血液病、重症感染、外伤、工业毒物或药物中毒等。

（六）蜘蛛痣与肝掌

1. 蜘蛛痣　为皮肤小动脉末端分支性扩张形成的血管痣，形似蜘蛛（图 4－5）。特点是用棉签杆或火柴头等压迫痣中心，其辐射状小血管网即消失，压力解除后，蜘蛛痣又出现。多见于面、颈、上臂、前臂、手背、前胸和肩部等上腔静脉分布区域。其产生与肝脏对体内雌激素灭活功能减弱有关。常见于慢性肝炎、肝硬化，也可见于健康的妊娠妇女。

2. 肝掌　各种慢性肝病患者常可见手掌的大、小鱼际处发红，压之退色，称为肝掌。其发生机理及临床意义同蜘蛛痣。

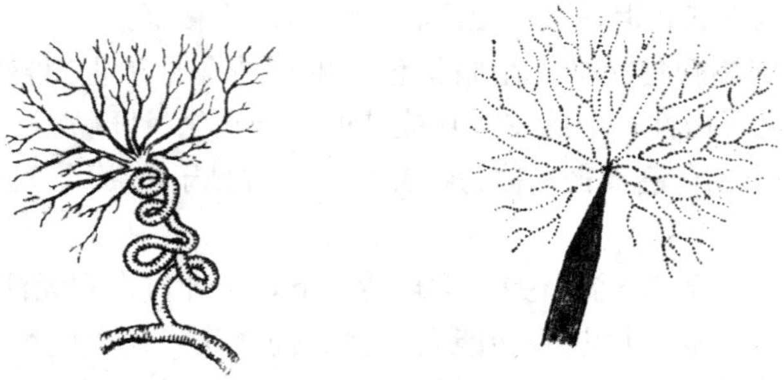

图 4-5　蜘蛛痣

（七）水肿

水肿是由皮下组织细胞及组织间隙内液体潴留过多所致。轻度水肿不容易发现，应结合触诊。

1. 水肿分类

（1）凹陷性水肿：手指加压后局部组织出现凹陷者。常见于右心功能不全、肝硬化、肾病综合征、营养不良等。

（2）非凹陷性水肿：经指压后局部组织无凹陷者。常见于甲状腺功能减退及丝虫病等。

2. 评估方法　用手指按压局部组织后停留片刻，观察有无凹陷及平复情况。

3. 评估部位　胫骨前、踝部、足背、腰骶部及额前等浅表骨面部位。

4. 水肿分度　按凹陷性水肿的程度可分为轻、中、重三度。

（1）轻度：仅见于眼睑、眶下软组织、胫骨前、踝部皮下组织，指压后可见轻度凹陷，平复较快。

（2）中度：全身软组织均可见明显水肿，指压后可见明显凹陷，平复缓慢。

（3）重度：全身组织严重水肿，身体低垂部位皮肤紧张发亮，甚至有液体渗出，可有胸腔、腹腔积液、睾丸鞘膜积液及外阴部明显水肿。

二、浅表淋巴结评估

淋巴结分布于全身，一般仅能触及浅表部位的淋巴结。正常人浅表淋巴结很小，直径多为 0.2～0.5cm，质地柔软，表面光滑，与周围组织无粘连，无压痛，可活动，不易触及。

（一）检查方法及顺序

1. 检查方法　主要为滑动触诊，辅以视诊。

2. 检查顺序　为避免遗漏，应按耳前、耳后、乳突区、枕骨下区、颈后三角、颈前三角、锁骨上窝、腋窝、滑车上、腹股沟、腘窝等顺序进行评估。

3. 注意事项　触及肿大的淋巴结时应注意其部位、大小、数目、硬度、压痛、活动度、有无粘连、局部皮肤有无红肿、瘘管、瘢痕等。同时应注意寻找原发病灶。

（二）淋巴结肿大的临床意义

1. 局限性浅表淋巴结肿大

（1）非特异性淋巴结炎：急性炎症肿大的淋巴结一般有压痛，质软，无粘连，表面光滑。慢性炎症肿大的淋巴结较硬，可有粘连。由引流区域的急慢性炎症引起。

（2）恶性肿瘤淋巴结转移：多为局部性，肿大淋巴结质硬而无压痛，与周围组织粘连固定。肺癌多向右侧锁骨上窝或腋窝淋巴结群转移；胃癌或食管癌多向左侧锁骨上窝淋巴结转移；乳腺癌向同侧腋窝转移。

（3）淋巴结结核：多发生在颈部血管周围，与周围组织粘连或相互粘连，呈多发性，质稍硬，大小不等。晚期破溃后形成瘘管，愈合后形成瘢痕。

2. 全身浅表淋巴结肿大　肿大的淋巴结遍及全身，大小不等，无粘连。可见于淋巴瘤、白血病、传染性单核细胞增多症等。

第四节　头颈部评估

一、头部评估

（一）头发与头皮

1. 评估头发颜色、疏密度、有无脱发、脱发类型等。头发颜色、疏密度与种族、遗传、年龄等因素有关。脱发可由伤寒、斑秃等疾病引起，也可因恶性肿瘤放疗和化疗引起，停止治疗后头发可重新生长。

2. 评估头皮有无头癣、疖肿、外伤及瘢痕等。

（二）头颅

应注意其大小、外形及有无异常运动。头颅大小用头围来衡量，测量时以软尺自眉间绕到颅后通过枕骨粗隆一周。头颅大小异常或畸形常表现为小颅、巨颅、方颅。小颅常见于头小畸形，巨颅常见于脑积水，方颅常见于佝偻病。头部运动受限见于颈椎疾病，头部不随意颤动见于震颤麻痹。

（三）头部器官

1. 眼　评估顺序为由外向内。

（1）眉毛：正常人眉毛一般内侧及中部较浓密，外侧较稀疏。眉毛外 1/3 过于稀疏或脱落，见于黏液性水肿、麻风病等。

（2）眼睑：①眼睑水肿：因眼睑组织疏松轻度水肿即可表现出来，常见于肾炎、肾病综合征；②眼睑闭合障碍：双侧眼睑闭合障碍见于甲状腺功能亢进症，单侧眼睑闭合障碍见于面神经麻痹；③眼睑下垂：双侧眼睑下垂见于重症肌无力，单侧眼睑下垂见于动眼神经麻痹。

（3）结膜：评估结膜有无充血、出血、苍白等。结膜充血见于结膜炎、角膜炎等；结膜出血见于感染性心内膜炎、高血压；结膜苍白见于贫血。

（4）巩膜：正常巩膜不透明、瓷白色。巩膜黄染见于各种类型的黄疸。

（5）角膜：采用斜照光检查更易观察角膜透明度，注意有无白斑、云翳、溃疡、软化等。

（6）眼球：应注意眼球外形和运动。①眼球突出：双侧眼球突出见于甲状腺功能亢进症；单侧眼球突出见于局部炎症或占位性病变；②眼球凹陷：双侧眼球凹陷多见于严重脱水；单侧眼球凹陷见于 Horner 综合征；③眼球震颤：见于小脑疾病、耳源性眩晕等。

（7）瞳孔：①大小、形状：正常人两侧瞳孔等大、等圆。自然光线下成人瞳孔直径一般为 3～4mm。瞳孔缩小见于有机磷农药中毒及吗啡、氯丙嗪等药物反应；瞳孔扩大见于青光眼、外伤、阿托品药物反应等；双侧瞳孔大小不等，见于脑外伤、脑疝等颅内病变；②对光反射：正常瞳孔在光线照射后立即缩小，移开光源后迅速复原。检查对光反射时，护士用手电光突然迅速照射一侧瞳孔，该侧瞳孔立即缩小，移开光源后，瞳孔迅速复原，称直接对光反射，另一侧瞳孔亦同时缩小，称间接对光反射。检查间接对光反射时，为避免光线照射被检查眼，应以一手置于两眼之间加以遮挡。瞳孔对光反射迟钝或消失，见于昏迷患者；两侧瞳孔散大并伴对光反射消失为濒死的表现；③调节与集合反射：嘱患者注视 1m 外目标，然后将目标逐渐移近距眼球约 10cm 处，正常人瞳孔立即缩小，称调节反射；双侧眼球内聚，同时瞳孔缩小，称集合反射。甲状腺功能亢进症时集合反射减弱。动眼神经损害调节与集合反射消失。

（8）其他：视力、色觉、眼底等检查。

2. 耳

（1）外耳：注意耳廓有无畸形、外耳道是否通畅，有无分泌物、耵聍或异物。痛风患者可在耳廓上触及痛性小结，称痛风结节。外耳道如有脓性分泌物为中耳炎。外耳道内有局部红肿、疼痛，并有耳廓牵拉痛，为疖肿的表现。外伤后外耳道有血液或脑脊液流出为颅底骨折表现。

（2）乳突：化脓性中耳炎引流不畅时，可蔓延至乳突引起乳突炎，此时耳廓后方皮肤可有红肿，乳突有明显压痛。

3. 鼻

（1）鼻外形：注意皮肤颜色及外形有无改变。有无酒渣鼻、蛙状鼻、鞍鼻等。

（2）鼻翼扇动：吸气时鼻孔开大，呼气时回缩，称鼻翼扇动，为严重呼吸困难表现，见于重症肺炎、支气管哮喘、心源性哮喘等。

（3）鼻出血：多为单侧，常见于局部外伤、鼻咽癌等。双侧出血多因全身性疾病所致，如血液系统疾病、高血压、肝脏疾病等。

（4）鼻腔黏膜：注意有无充血、肿胀及异常分泌物。检查鼻呼吸通畅性时按住一侧鼻孔，让患者闭口用另一鼻孔呼吸。正常人气流通畅无阻。通气不畅，见于鼻中隔重度偏曲、鼻炎及鼻黏膜肿胀等。

（5）鼻窦：上颌窦、额窦、筛窦、蝶窦（图 4－6），均有窦口与鼻腔相通，引流不畅时易发生鼻窦炎，表现为鼻塞、流涕、头痛和鼻窦压痛。评估上颌窦时，双手拇指置于鼻侧颧骨向后按压，其余 4 指固定在两侧耳后。评估额窦时，双手拇指置于眼眶上缘内侧，用力向后向上按压，其余 4 指固定在头颅颞侧作为支点。评估筛窦时，双手固定患者两侧耳后，双侧拇指分别置于鼻根部与眼内眦之间向后方按压。蝶窦不能在体表评估。

4. 口腔　口腔评估从外向内依次进行。

（1）口唇：评估口唇颜色，有无干裂、疱疹、口角糜烂、歪斜等。健康人口唇红润有光泽。口唇苍白，见于贫血、休克等；口唇发绀，见于心肺功能不全；口唇干裂，见于严重脱水；口唇疱疹，见于肺炎球菌肺炎、流行性脑脊髓膜炎；口角糜烂，见于核黄素缺乏；口角歪斜，见于面神经瘫痪或脑血管意外。

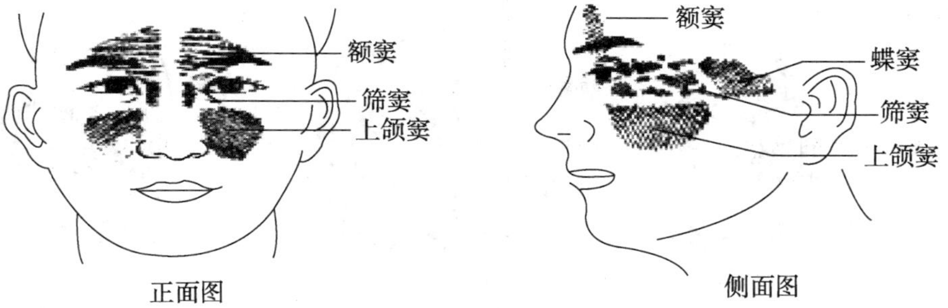

图 4-6　鼻窦位置

（2）口腔黏膜：重点评估口腔黏膜颜色，有无出血、溃疡等。正常口腔黏膜光洁呈粉红色。黏膜淤点或淤斑，见于各种出血性疾病等；若在相当于第二磨牙的颊黏膜处出现帽针头大小白色斑点，周围有红晕，称为麻疹黏膜斑（Koplik 斑），为麻疹早期体征；黏膜溃疡伴红、痛，多为复发性口疮；黏膜上出现不规则的白色凝乳块状物，称为鹅口疮，为白色念珠菌感染所致，多见于重病衰弱或长期使用广谱抗生素和抗肿瘤药物后；口腔黏膜溃疡见于口腔炎症。

（3）牙齿：评估牙齿颜色，有无龋齿、缺齿、义齿或残根等。有牙齿疾患时可按下列方式标明部位（图 4-7）。

上

右	8	7	6	5	4	3	2	1	1	2	3	4	5	6	7	8	左
	8	7	6	5	4	3	2	1	1	2	3	4	5	6	7	8	

下

1.中切牙　2.侧切牙　3.尖牙　4.第一前磨牙　5.第二前磨牙　6.第一磨牙　7.第二磨牙　8.第三磨牙

图 4-7　牙的描述

（4）牙龈：评估牙龈颜色，有无肿胀、溢脓及出血等。正常牙龈呈粉红色，质地坚韧，压迫后无出血及溢脓。牙龈肿胀、溢脓，见于慢性牙周炎；牙龈出血，见于牙石症、维生素 C 缺乏、血液系统疾病等；牙龈游离缘有蓝灰色点线（铅线），为铅中毒特征。

（5）舌：评估舌质颜色、舌苔厚薄、舌体大小及运动状态等。健康者舌质红润，舌苔薄白，舌体活动自如，伸舌居中。舌色发紫，见于心肺功能不全；舌色鲜红伴舌乳头肿胀凸起，似草莓状，见于猩红热或长期发热者；干燥舌，见于严重脱水、阿托品作用或放射治疗后。

（6）咽部及扁桃体：嘱患者坐位，头稍后仰，张口发“啊”时，护士用压舌板于舌前 2/3 与后 1/3 交界处迅速下压。此时，软腭上抬，在照明配合下，可见软腭、腭垂、咽腭弓、舌腭弓、扁桃体、咽后壁等。注意评估黏膜颜色，有无充血、肿胀及分泌物，扁桃体有无肿大等。扁桃体发炎时，可见腺体肿大，扁桃体隐窝内有黄白色分泌物，或渗出物形成苔状假膜。扁桃体肿大可分为三度（图 4-8）：不超过咽腭弓者为Ⅰ度；超过咽腭弓，但未达咽后壁中线者为Ⅱ度；达到或超过咽后壁中线者为Ⅲ度。

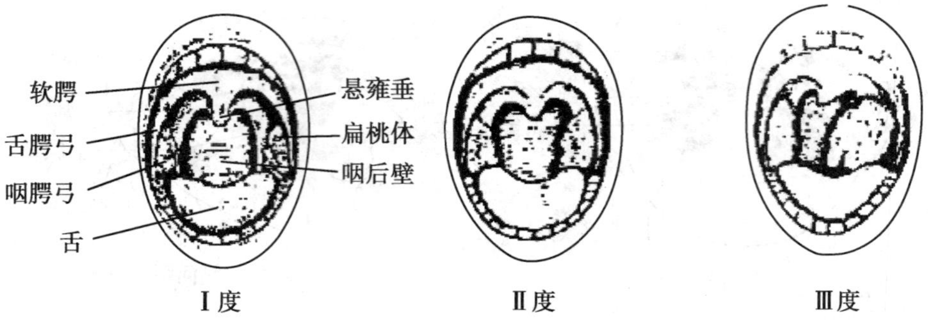

图 4-8　扁桃体位置及肿大分度

(7) 口腔气味：健康人口腔无特殊气味。糖尿病酮症酸中毒患者有烂苹果味；尿毒症患者有尿味；有机磷农药中毒患者有大蒜味等。

(8) 腮腺：评估腮腺有无肿大，导管开口有无红肿及分泌物。腮腺肿大时可见以耳垂为中心的隆起，并可触及边缘不清的包块。流行性腮腺炎时，腮腺迅速肿胀，先单侧，继而累及对侧，有压痛。

二、颈部评估

（一）颈部外形和运动

正常人坐位时，颈部直立、两侧对称、柔软，伸屈与转动自如。

颈部活动受限伴疼痛，见于颈肌扭伤、颈椎病变等。颈项强直为脑膜刺激征表现之一，常见于脑膜炎、蛛网膜下腔出血等。

（二）颈部血管

1. 颈静脉怒张　正常人立位或坐位时，颈外静脉不显露。平卧位时稍见充盈，但限于锁骨上缘至下颌角距离的下 2/3 以内。若在 30°～45°半卧位时颈静脉充盈超过正常水平，或坐位立位可见颈静脉充盈，称为颈静脉怒张，说明体循环静脉压增高，见于右心功能不全、心包积液、上腔静脉阻塞等。

2. 颈动脉搏动　正常人仅在剧烈活动后可见微弱颈动脉搏动。若在静息状态下出现明显颈动脉搏动，多为病理性，由脉压增大所致，常见于高血压、主动脉瓣关闭不全、甲状腺功能亢进症、严重贫血等。

（三）甲状腺

正常人看不到且不易触及，在做吞咽动作时可随吞咽动作上下移动。

1. 评估方法

(1) 视诊：观察甲状腺大小及对称性。正常人甲状腺外观不突出，女性青春期可略增大。检查时，嘱患者取坐位，做吞咽动作，以便观察。如不易辨认，可嘱患者双手放于枕后，头稍后仰，再进行观察即较明显。

(2) 触诊：更容易明确甲状腺轮廓及病变性质。有两种检查方法：①后面触诊：护士立于患者背后，双手拇指置于患者颈后，一手示指及中指将气管推向对侧，另一手示指及中指在胸锁乳突肌前缘触摸甲状腺。②前面触诊：护士立于患者前面，一手拇指置于一侧甲状软骨下方将气管推向对侧，另一手示指和中指在对侧胸锁乳突肌后缘向前推挤，拇指在胸锁乳突肌前缘触摸。当触及甲状腺肿大时，嘱患者做吞咽动作，可见甲状腺随吞咽动作而上下移动。触诊时应注意甲状腺肿大程度、质地、表面是否光滑、有无震颤、压痛、血管杂音等。

甲状腺肿大可分为三度：不能看出肿大但能触及者为Ⅰ度；既能看到肿大又能触及，但在胸锁乳突肌以内者为Ⅱ度；超过胸锁乳突肌外缘者为Ⅲ度。

（3）听诊：当触及肿大的甲状腺时，可用钟型听诊器在肿大的甲状腺上进行听诊。甲状腺功能亢进症的患者可闻及连续性血管杂音，为血管增生、增粗、血流加速所致。

2. 临床意义　甲状腺肿大常见于甲状腺功能亢进症、单纯性甲状腺肿、甲状腺肿瘤等。

（四）气管

1. 评估方法　正常人气管位置居中。检查时，嘱患者取坐位或仰卧位，护士将右手示指与无名指分置于两侧胸锁关节上，将中指置于气管上，观察中指与示指和无名指之间的距离，根据两者距离是否相等判断气管有无偏移。亦可将中指分别置于气管与两侧胸锁乳突肌之间的间隙中，根据两侧间隙是否等宽来判断有无气管偏移。

2. 临床意义　一侧大量胸腔积液、气胸等可将气管推向健侧；一侧肺不张、肺纤维化、胸膜粘连等可将气管拉向患侧。

第五节　胸部评估

一、胸部体表标志

1. 胸骨角　又称 Louis 角，由胸骨柄与胸骨体的连接处向前突起而成。胸骨角与第 2 肋软骨相连接，为前胸壁计数肋骨的重要标志，也相当于第 5 胸椎水平的标志。

2. 脊柱棘突　为后正中线标志，低头时第 7 颈椎棘突最突出，其下为第 1 胸椎，为计数胸椎的标志。

3. 肩胛下角　两上肢自然下垂时肩胛下角平第 7 肋或第 7 肋间隙，为后胸壁计数肋骨的重要标志。

4. 肋脊角　为第 12 肋骨与脊柱构成的夹角，其上方为肾和上输尿管所在位置。

5. 胸部垂直标志线　包括前正中线、锁骨中线、腋前线、腋中线、腋后线、肩胛线、后正中线等。

6. 自然陷窝和解剖区域　包括胸骨上窝、锁骨上窝、腋窝、肩胛间区等。

二、胸壁与胸廓评估

（一）胸壁

1. 静脉　正常胸壁无明显静脉充盈或曲张。当上腔或下腔静脉阻塞时，胸壁静脉可以充盈或曲张，若血流方向从上而下，提示上腔静脉阻塞；反之则为下腔静脉阻塞。

2. 皮下气肿　是指皮下组织有气体积存。以手按压气肿部位，可出现柔软带弹性的振动感，似捻发感或握雪感。用听诊器按压皮下气肿部位能听到捻发音。皮下气肿多由自发性气胸、纵隔气肿、胸部外伤引起，偶见于产气杆菌感染。

3. 胸壁压痛　正常胸壁与胸骨下端无压痛。肋骨骨折、肋软骨炎等可致受累胸壁局部出现压痛。骨髓异常增生时，胸骨下端可有明显压痛和叩击痛，常见于白血病。

（二）胸廓

正常胸廓两侧大致对称。成人胸廓的前后径小于左右径，两者比例约为 1∶1.5。小儿与老人胸廓的前后径与左右径几乎相等。常见异常胸廓有（图 4－9）：

（1）扁平胸：胸廓扁平，前后径不到左右径的 1/2。见于瘦长体型者、慢性消耗性疾病如肺结核、恶性肿瘤等。

（2）桶状胸：胸廓呈桶状，前后径明显增大，甚至接近或超过左右径，肋间隙增宽。多见于肺气肿，也见于老年人和矮胖体型者。

（3）佝偻病胸：胸廓前后径略大于左右径，胸部上下长度较短，胸骨中下段前突者为鸡胸；胸骨下部近剑突处显著内陷似漏斗者为漏斗胸；肋骨与肋软骨连接处隆起呈串珠状者为佝偻病串珠。

（4）局部异常隆起和凹陷：单侧隆起可见于大量胸腔积液、气胸、胸腔肿瘤；单侧凹陷可见于肺不张、广泛胸膜粘连、肺纤维化等。

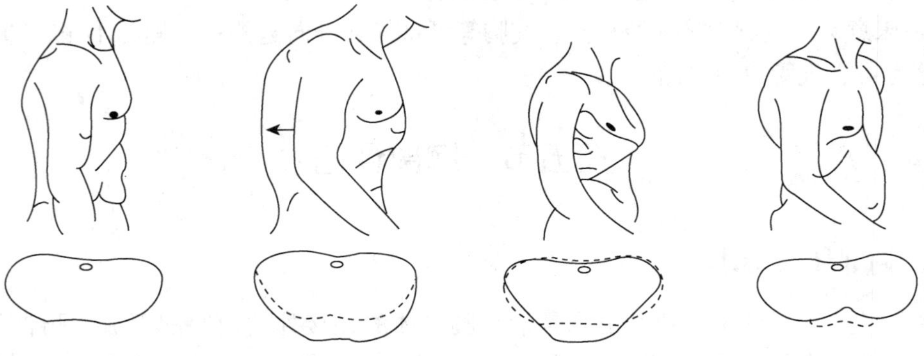

正常胸　　桶状胸　　鸡胸　　漏斗胸

图 4－9　胸廓外形改变

（三）乳房

乳房评估应在良好光线下进行，患者取坐位或仰卧位，充分暴露两侧乳房，先视诊，后触诊。临床上将乳房分为外上、外下、内上和内下四个象限进行描述和记录。重点检查乳房有无压痛、肿物、下陷等。

1. 视诊

（1）对称性：正常人两侧乳房基本对称。一侧乳房明显增大，可见于炎症或肿瘤等。

（2）外观：乳房局部皮肤有红、肿、热、痛为乳腺炎表现。乳房局部回缩，皮肤外观呈“橘皮”样改变是乳腺癌征象。

（3）乳头：乳头近期发生回缩或有血性分泌物常为乳腺肿瘤征象。

为了及时发现皮肤回缩等改变，评估时可嘱患者做双臂上举过头、双手叉腰、背部后伸等动作。

2. 触诊

（1）触诊方法：患者取坐位或平卧位，先检查健侧，后患侧。坐位时，先双臂自然下垂，然后高举过头或双手叉腰。平卧位时，肩下垫一小枕以抬高肩部。护士将手指和手掌平放在乳房上，以指腹轻施压力，按外上、外下、内下、内上四个象限顺序，由浅入深，进行旋转或来回滑动触诊，切忌抓捏乳腺。最后触诊乳头，注意有无硬结及分泌物等（图 4－10）。

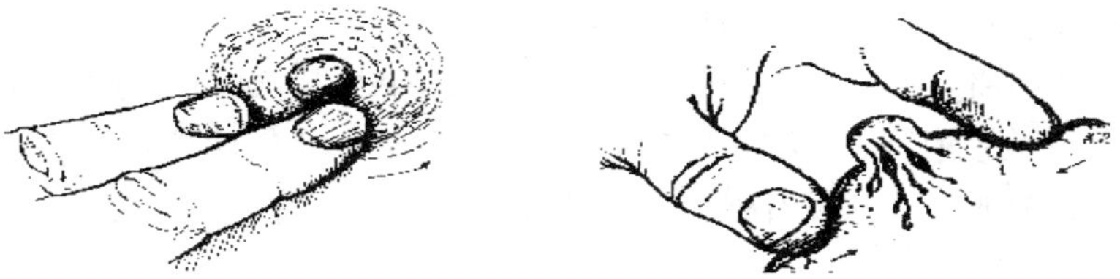

图 4-10　乳房触诊方法

（2）注意事项：①质地与弹性：可受女性年龄和生殖周期影响。青年人乳房柔软，质地均匀一致。月经期乳房有紧张感。哺乳期乳房呈结节感。触诊时切勿将触及的乳腺小叶误认为肿块；②压痛：正常人月经前可有轻压痛。局部明显压痛提示有炎症存在；③包块：触及包块时应注意部位、大小、外形、质地、活动度、压痛、与周围组织有无粘连等；④注意双侧腋窝、锁骨上窝、颈部淋巴结有无肿大，若有则提示乳腺炎症或恶性肿瘤转移。

三、肺与胸膜评估

（一）视诊

1. 呼吸运动类型　正常男性及小儿以腹式呼吸为主，女性以胸式呼吸为主，通常两种呼吸类型可同时存在。某些疾病可使呼吸类型发生改变。①肺炎、胸膜炎、肋骨骨折等疾病，可使胸式呼吸减弱，腹式呼吸代偿性增强；②急性腹膜炎、大量腹水、妊娠晚期等，可使腹式呼吸减弱，胸式呼吸代偿性增强。

2. 呼吸运动强度　注意有无增强或减弱。单侧呼吸运动减弱，见于一侧胸壁、胸膜或肺部病变，而健侧可有代偿性呼吸运动增强。双侧呼吸运动减弱是肺气肿的特点。

3. 肺源性呼吸困难类型　可分为：①吸气性呼吸困难：表现为吸气费力、吸气时间延长，严重者在吸气时出现胸骨上窝、锁骨上窝、肋间隙凹陷，称为“三凹征”。见于上呼吸道部分梗阻，如喉部炎症水肿或有异物等；②呼气性呼吸困难：下呼吸道部分梗阻时，表现为呼气费力，呼气时间延长。见于支气管哮喘、阻塞性肺气肿等；③混合性呼吸困难：表现为吸气呼气均感费力，呼吸频率增加，见于广泛肺部病变如重症肺炎等。

（二）触诊

1. 胸廓扩张度　即呼吸时胸廓的活动度。于胸廓前下部容易触及。护士双手置于胸廓前下部对称部位，左右拇指沿肋缘指向剑突，手掌及其余四指伸展置于胸壁两侧，嘱患者深呼吸，对比两手的运动度是否一致（图 4-11）。正常人胸廓扩张度左右对称。一侧胸廓扩张度降低，见于该侧大量胸腔积液、气胸、肺不张等。双侧胸廓扩张度降低，见于肺气肿、双侧胸膜炎、双侧气胸等。

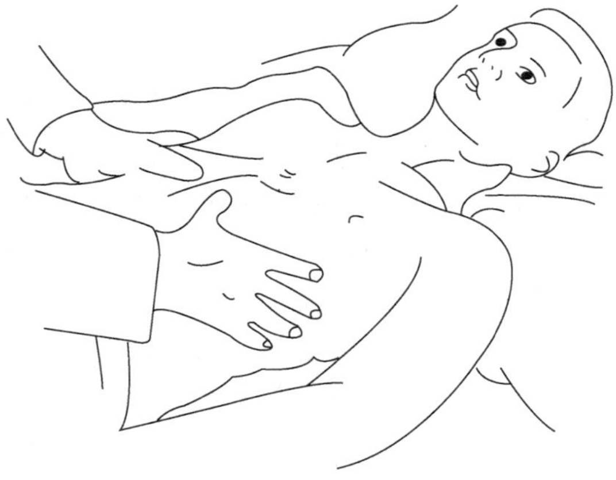

图 4-11　胸廓扩张度评估方法

2. 触觉语颤　被检查者喉部发出声音时，

其声波沿气管、支气管及肺泡传到胸壁引起共鸣振动，可用手掌触及，称为触觉语颤或语音震颤。根据其强度变化，可判断胸部病变性质。

（1）评估方法：将双手掌尺侧缘轻放在患者两侧胸壁对称部位，嘱患者用同等强度重复发长音“yi”，护士自上往下，由内向外，先前胸后背部，比较两侧对称部位触觉语颤有无对称，是否增强或减弱。注意发音强弱、音调高低、胸壁厚薄、支气管至胸壁距离等影响因素及年龄、性别、体重等生理变异。

（2）临床意义

1）语颤增强：主要见于：①肺组织炎症或实变，如大叶性肺炎、肺梗死等；②接近胸膜的肺内巨大空洞，如空洞型肺结核、肺脓肿等；③压迫性肺不张。

2）语颤减弱或消失：主要见于：①肺泡含气量增多，如肺气肿；②大量胸腔积液或气胸；③胸膜高度增厚粘连等；④支气管阻塞（阻塞性肺不张）；⑤胸壁皮下气肿。

3. 胸膜摩擦感　正常人两层胸膜润滑，呼吸运动时不产生胸膜摩擦感。胸膜炎症时，因胸膜有纤维蛋白沉积而变得粗糙，呼吸时脏层与壁层胸膜互相摩擦，用手触诊时有皮革互相摩擦的感觉。于动度较大的胸廓下前侧部最易触及，屏住呼吸时胸膜摩擦感消失。胸膜摩擦感常见于胸膜炎的早期和晚期。

（三）叩诊

1. 评估方法　以间接叩诊法最常用。可取坐位或仰卧位，肌肉放松，均匀呼吸。先叩前胸，再叩侧胸及背部。叩诊前胸时，患者胸部稍前挺，叩诊板指平贴肋间隙，与肋骨平行。由肺尖开始，逐一肋间隙向下叩诊。叩诊侧胸时，患者上臂抱头，由腋窝开始，逐一肋间隙进行叩诊直至肋缘。叩诊背部时，患者上身稍前倾，头稍低，双手交叉抱肘。叩诊肩胛间区时，板指与脊柱平行，叩诊肩胛下区时板指与肋骨平行。

2. 正常胸部叩诊音　正常胸部在不同位置可叩出清音、浊音、实音和鼓音四种，但叩不到过清音。叩诊时应注意叩诊音受肺泡含气量、胸壁厚薄、邻近器官等因素影响（图 4－12）。

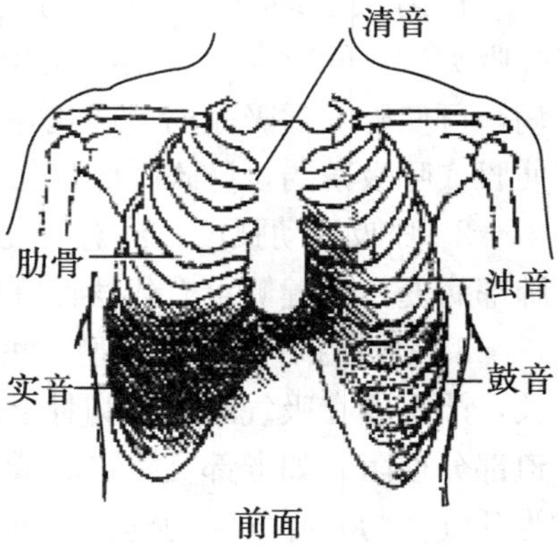

图 4－12　正常前胸部叩诊音

3. 肺下界叩诊

（1）正常肺下界：正常人平静呼吸时两侧肺下界基本相同，分别位于锁骨中线、腋中线和肩胛线第 6、8、10 肋间隙。矮胖者肺下界可上移一肋间隙，瘦长者可下移一肋间隙。

（2）临床意义：肺下界下移见于肺气肿、肝脾下垂等；肺下界上移见于大量腹水、腹腔巨大肿瘤、肺不张等。

4. 肺部异常叩诊音　在正常肺部清音区域内出现以下叩诊音均为异常叩诊音。

（1）过清音：见于肺弹性减弱而含气量增多时，如肺气肿等。

（2）浊音或实音：常见于：①肺组织含气量减少，如肺炎、肺结核、肺不张等；②肺内有不含气的占位性病变，如肺肿瘤、未液化的肺脓肿等；③胸壁组织局限性肿胀，胸腔积液、胸膜增厚等。

（3）鼓音：见于胸腔或肺内含气量明显增加，如气胸、巨大空洞型肺结核。

（四）听诊

由肺尖开始自上而下，从前到后依次听诊前胸、侧胸和后背，注意上下、左右、前后对比，必要时可做咳嗽或深呼吸后立即听诊。听诊内容如下：

1. 正常呼吸音

（1）肺泡呼吸音：①产生机制：吸气时，气流经气管、支气管进入肺泡，冲击肺泡壁，使肺泡由松弛变为紧张，呼气时则相反，这种由肺泡弹性变化和气流振动所产生的声音即为肺泡呼吸音，似上齿咬下唇吸气时发出的“fu—fu”音；②听诊特点：较柔和，吸气相比呼气相较长、音响较强、音调较高；③听诊部位：正常人在大部分肺野均可听到肺泡呼吸音，乳房下部最强，肩胛下部与腋窝下部较强，肺尖与肺下缘较弱，其强度受年龄、性别、呼吸深浅、肺组织弹性、胸壁厚薄等因素影响。

（2）支气管呼吸音：①产生机制：呼吸时空气在声门、气管或主支气管形成湍流所产生的声音，颇似抬舌后经口呼气时发出的“ha”音；②听诊特点：呼气相较吸气相长、音响强、音调高；③听诊部位：正常人可在喉部、胸骨上窝、背部第6、7颈椎及第1、2胸椎附近听到，且越靠近气管区，音响越强，音调越低。

（3）支气管肺泡呼吸音：①产生机制：兼有产生支气管呼吸音和肺泡呼吸音的机理；②听诊特点：兼有支气管呼吸音和肺泡呼吸音特点的混合性呼吸音。其吸气音性质与肺泡呼吸音类似，但音响较强、音调略高；呼气音性质与支气管呼吸音类似，但音响较弱、音调较高，吸气相与呼气相基本相等；③听诊部位：正常人于胸骨两侧第1、2肋间、肩胛间区第3、4胸椎水平及肺尖前后部位均可听到。

2. 异常呼吸音

（1）异常肺泡呼吸音

1）肺泡呼吸音增强：①产生机制：呼吸运动及通气功能增强，使进出肺泡的气流量增加和（或）流速加快；②临床意义：双侧增强可见于运动、发热、贫血、酸中毒等，单侧增强见于一侧胸肺病变引起肺泡呼吸音减弱，而健侧代偿性增强。

2）肺泡呼吸音减弱或消失：①产生机制：进入肺泡内的空气量减少、流速减慢、呼吸音传导障碍，可在局部、单侧、双肺出现；②临床意义：肺泡呼吸音减弱或消失可见于压迫性肺膨胀不全，如胸腔积液、气胸等；支气管阻塞，如气管肿瘤、支气管狭窄等；胸廓活动受限，如胸壁外伤、肋骨骨折等；呼吸肌疾病，如重症肌无力等。

（2）异常支气管呼吸音

1）定义：是指在正常肺泡呼吸音分布区域所听到的支气管呼吸音，又称管状呼吸音。

2）临床意义：①肺实变：见于大叶性肺炎实变期；②肺内大空腔：见于肺结核空洞和肺脓肿等；③压迫性肺不张：见于胸腔积液等。

（3）异常支气管肺泡呼吸音

1）定义：是指在正常肺泡呼吸音分布区域内听到支气管肺泡呼吸音。

2）临床意义：常见于支气管肺炎、肺结核、大叶性肺炎早期。

3. 啰音：是指呼吸音以外的附加音，正常时听不到。按其性质不同可分为干、湿啰音两种。

（1）湿啰音

1）产生机制：①由于吸气时气流通过含有稀薄分泌物如痰液、血液、黏液、脓液等的气道，形成水泡破裂所产生的声音，又称水泡音；②吸气时因分泌物黏着而陷闭的小支气管突然张开、重新充气所产生的爆裂音（图 4－13）。

2）听诊特点：①吸气时清楚，尤其是吸气末最清楚，呼气早期也可听到；②断续而短暂，常连续多个出现；③部位较固定，性质、强度不易变化；④中、细湿啰音可同时存在；⑤咳嗽后可减轻或消失。

3）分类：湿啰音可分为粗、中、细湿啰音和捻发音。湿啰音的大小与病变所在的管腔大小一致。①粗湿啰音（大水泡音）：发生于气管、主支气管或空洞部位。昏迷或体弱者因无力咳痰，有时不用听诊器也可在喉部听到痰鸣音；②中湿啰音（中水泡音）：发生于中等大小支气管。③细湿啰音（小水泡音）：发生于小支气管。④捻发音：极细而均匀一致的湿啰音，有如捻搓头发发出的声音。

4）临床意义：湿啰音局限于肺的某部，提示该部位有炎症，如大叶性肺炎、肺结核、支气管扩张等；如发生在两侧肺底，见于支气管肺炎或左心衰竭所致的肺淤血；如两肺布满湿啰音，多见于急性肺水肿。

（2）干啰音

1）产生机制：是气流通过狭窄或部分阻塞的气管、支气管或细支气管时产生喘流所发出的声音（图 4－13）。

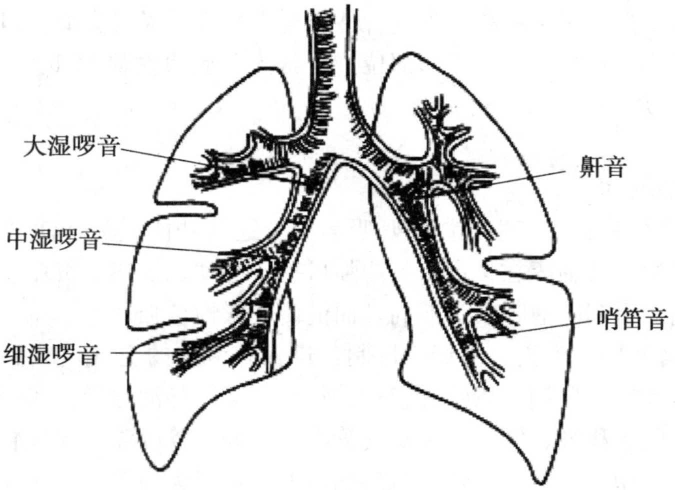

图 4－13　干、湿啰音发生机制示意图

2）听诊特点：①吸气呼气均可听到，但呼气时明显；②持续时间较长；③易变性大，其强度、性质和部位均易变化；④响亮，常带音乐性，发生在主支气管以上大气道的干啰音，有时不用听诊器也可闻及，称为喘鸣音。

3）分类：按音调高低不同分：①低调干啰音：发生于气管和主支气管且音调低而粗，又称为鼾音；②高调干啰音：发生于小支气管且音调较高，犹如哨笛的音响，称为哨笛音，伴呼气延长的哨笛音称为哮鸣音，类似于鸟鸣音、飞箭音。

4）临床意义：出现干啰音提示气管或支气管有狭窄、管腔内有黏稠分泌物或侵入物或管腔受压。双肺出现干啰音见于慢性支气管炎、支气管哮喘、心源性哮喘；持久存在的局限性干啰音见于肺肿瘤或支气管内膜结核等。

4. 胸膜摩擦音

(1) 产生机制：当胸膜发生炎症、纤维蛋白渗出时，胸膜脏层和壁层表面粗糙，两层胸膜随呼吸运动产生摩擦发出的声音，称为胸膜摩擦音。

(2) 听诊特点：①如在耳边，似两手背或两张皮革相互摩擦产生的声音；②吸气呼气均可听到，以吸气末呼气初最清楚；③屏气时消失；④深呼吸或将听诊器胸件加压，声音更清楚；⑤在前下侧胸壁较易听到；⑥持续时间可长可短，随胸腔积液的出现而消失；在胸腔积液基本吸收时又可再次出现。

(3) 临床意义：多见于结核性胸膜炎、胸膜肿瘤、尿毒症等。

四、心脏评估

(一) 视诊

1. 心前区外形　正常人心前区无隆起或凹陷。某些先天性心脏病，如法洛四联症，或在儿童期患风湿性心脏病伴右心室增大时可见心前区隆起。大量心包积液时，心前区饱满。

2. 心尖搏动　是指心脏收缩时，心尖向前冲击心前区，引起相应位置软组织向外的搏动。正常成人心尖搏动位置在第 5 肋间左锁骨中线内 0.5～1.0cm 处，搏动范围约 2.0～2.5cm。有部分正常人看不到心尖搏动。

(1) 心尖搏动位置变化

1) 生理因素：①超力型心脏呈横位，心尖搏动向外上方移位至第 4 肋间，无力型心脏呈悬垂位，心尖搏动向内下移位至第 6 肋间。②仰卧位时心尖搏动稍上移；左侧卧位时心尖搏动可向左移 2～3cm；右侧卧位时心尖搏动可向右移 1.0～2.5cm。③小儿心脏呈横位，心尖搏动可在第 4 肋间左锁骨中线外。

2) 病理因素：①心脏疾病：左心室增大时，心尖搏动向左下移位；右心室增大时，心尖搏动向左移位；全心室增大，心尖搏动向左向下移位。②胸部疾病：凡能使纵隔及气管移位的疾病，均可引起心尖搏动移位。如一侧胸腔积液或气胸时，心尖搏动移向健侧；一侧肺不张、肺纤维化和胸膜粘连时，心尖搏动移向患侧。③腹部疾病：大量腹水、腹腔内巨大肿瘤可使心尖搏动向左上移位。

(2) 心尖搏动强弱与范围变化

1) 生理因素：胸壁厚或肋间隙变窄，心尖搏动减弱与范围缩小；胸壁薄或肋间隙变宽，心尖搏动增强与范围扩大。

2) 病理因素：高热、甲状腺功能亢进、严重贫血等心尖搏动增强；心肌炎、急性心肌梗死、左侧大量胸腔积液、气胸、心包积液、肺气肿等心尖搏动减弱或消失。

3. 心前区其他部位搏动　胸骨左缘第 2 肋间搏动见于肺动脉高压。胸骨左缘第 3、4 肋间或剑突下搏动见于右心室肥大。

(二) 触诊

1. 评估目的与方法　为进一步证实视诊所见，发现视诊不能发现的体征。通常先以右手掌放在检查部位进行触诊，为了进一步确定体征部位，再用手掌尺侧缘或 2～4 指指腹进行触诊。

2. 评估内容

(1) 心尖搏动：触诊较视诊能更准确判断心尖搏动及心前区其他部位搏动的位置、强弱和范围。特别是视诊看不到心尖搏动时，常需触诊确定。心尖搏动开始冲击手掌的时间标志着心室收缩期的开始，据此可确定震颤、心音和杂音出现的时期。心脏徐缓有力的搏动，可使手指尖端抬起，心尖搏动范围也增大，称为抬举性心尖搏动，是左心室肥大的可靠体征。

（2）震颤：①定义：是指用手触诊时感觉到的一种微细的震动感，类似在猫喉部触到的呼吸震动，又称为“猫喘”；②产生机制：血液从狭窄处流入较宽畅部位形成喘流；③临床意义：震颤是器质性心血管疾病的重要体征，触到震颤即提示有器质性心血管疾病，多见于某些先天性心脏病、心脏瓣膜狭窄等。发现震颤一定能听到心脏血管杂音，但听到杂音不一定能触及震颤；④分期：按照震颤出现时期可分为收缩期、舒张期和连续性震颤三种。

（3）心包摩擦感：心包膜发生炎症时，脏层与壁层心包膜变粗糙，心脏收缩时两层心包膜相互摩擦产生振动传至胸壁。以胸骨左缘第4肋间最易触及，收缩期、前倾体位或呼气末更为明显，心包渗液增多后摩擦感消失。常见于心包炎及心肌梗死、尿毒症等。

（三）叩诊

叩诊可确定心脏大小、形状及位置。

1. 心脏叩诊方法　心脏为不含气器官，叩诊呈绝对浊音（实音），但心脏边缘被肺遮盖的部分叩诊呈相对浊音。叩心界是指叩诊心脏的相对浊音界，它能反映心脏的实际形状与大小。坐位叩诊时叩诊板指应与心缘平行（与肋骨垂直）；仰卧位叩诊时叩诊板指与心缘垂直（与肋间平行）。心脏相对浊音界确定宜采取轻（弱）叩诊法，以叩诊音由清音变浊音为止。一般先叩左界，后叩右界，由外而内，由下而上。叩心左界时，从心尖搏动最强点外2～3cm处由外向内叩，当叩诊音由清音变为浊音时，表示已达心脏边界，用笔做一标记，如此自下而上叩至第二肋间，分别标记。叩心右界时自右锁骨中线肝上界的上一肋间（通常为第4肋间）开始，由外向内叩出心脏相对浊音界，再依次上移至第2肋间，分别标记。

2. 正常心脏相对浊音界　正常心脏左界在第2肋间与胸骨左缘几乎一致，第3肋间以下向左下逐渐形成向外凸起的弧形。心脏右界与胸骨右缘几乎平齐，但在第4肋间处向外稍偏离1～2cm。正常成人心脏相对浊音界与前正中线的距离见表4-1。

表4-1　正常成人心脏相对浊音界

右（cm）	肋间	左（cm）
2～3	Ⅱ	2～3
2～3	Ⅲ	3.5～4.5
3～4	Ⅳ	5～6
	Ⅴ	7～9

注：正常成人左锁骨中线距前正中线的距离为8～10cm

3. 心脏浊音界改变

（1）心脏本身因素

1）左心室增大：心脏浊音界向左下扩大，心腰部（主动脉结与左心缘间的轻度凹陷部分）近似直角，呈靴形心。常见于主动脉瓣关闭不全，又称主动脉型心脏（图4-14）。也可见于高血压性心脏病。

2）右心室增大：轻度增大时，相对浊音界不大；显著增大时，相对浊音界向左右两侧扩大，但以向左扩大为主。常见于肺源性心脏病。

3）双心室增大：心浊音界向两侧扩大，且左界向左下增大，称普大型心脏。常见于扩张型心肌病、全心衰竭等。

4）左心房与肺动脉段扩大：心腰部饱满或膨出，使心浊音界呈梨形，常见于二尖瓣狭窄，又称二尖瓣型心脏（图 4－15）。

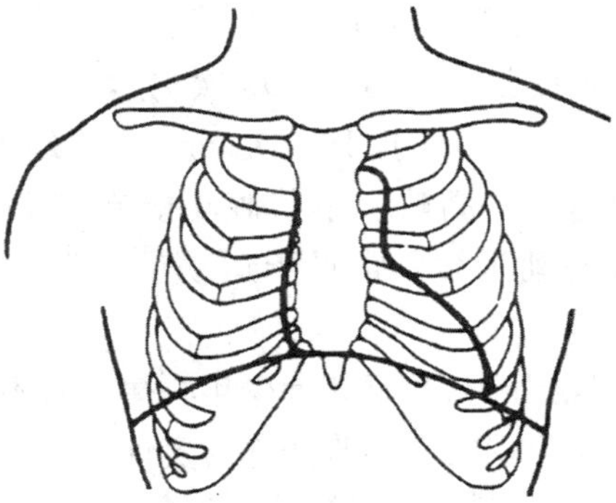

图 4－14　靴形心脏

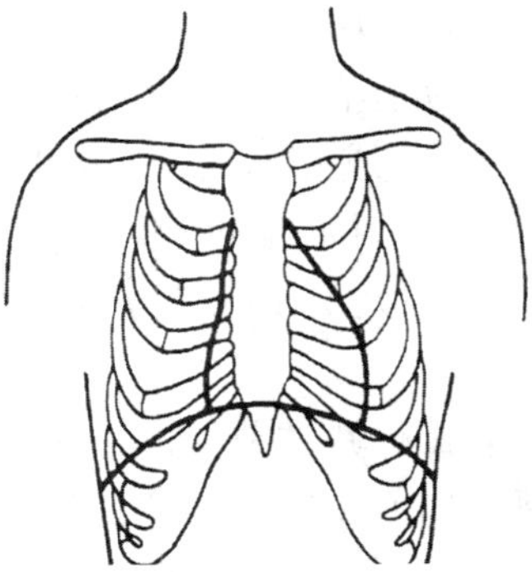

图 4－15　梨形心脏

5）心包积液：心界向两侧扩大，且随体位改变而改变，坐位时心浊音界呈烧瓶形，仰卧位时心底部浊音界明显增宽，此为心包积液特征（图 4－16）。

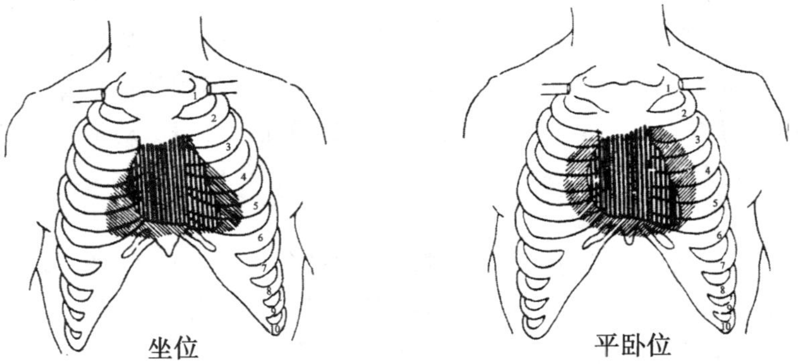

图 4－16　心包积液的心脏浊音界

（2）心外因素：肺气肿时，心浊音界缩小或叩不出；大量胸腔积液或气胸时，患侧心界叩不出，健侧心浊音界外移；腹腔大量积液或巨大肿瘤，心脏呈横位，心脏左右界可稍扩大。

（四）听诊

听诊是评估心脏的最重要方法，患者取仰卧位或坐位，有时通过改变体位或适当运动能更好地辨别心音或杂音。

1. 心脏瓣膜听诊区位置及听诊顺序

（1）二尖瓣区：心尖部，即第 5 肋间左锁骨中线稍内侧。心脏增大时位于心尖搏动最强点。

（2）肺动脉瓣区：胸骨左缘第2肋间。

（3）主动脉瓣区：第一听诊区在胸骨右缘第2肋间，第二听诊区在胸骨左缘第3、4肋间。

（4）三尖瓣区：胸骨体下端左缘，即胸骨左缘第4、5肋间。

听诊顺序：按逆时针方向顺序，二尖瓣区——肺动脉瓣区——主动脉瓣第一听诊区——主动脉瓣第二听诊区——三尖瓣区。

注意：心脏各瓣膜听诊区与其瓣膜口在胸壁上的投影并不完全一致。

2.听诊内容　包括心率、心律、心音、心脏杂音、心包摩擦音等。

（1）心率：听诊部位多在心尖部。正常成人心率为60～100次/分，3岁以下儿童较快，老年人较慢。成年人心率超过100次/分（多小于160次/分），婴幼儿心率超过150次/分，称为窦性心动过速，常见于剧烈运动、高热、甲状腺功能亢进等。成人心率低于60次/分（多大于40次/分），称为窦性心动过缓，常见于运动员、阻塞性黄疸、颅内压增高等。

（2）心律：即心跳的节律。正常人心律是规则的，儿童和青少年心律稍有不齐，吸气时心率增快，呼气时心率减慢，这种随呼吸运动而出现的心律改变称为窦性心律不齐，一般无临床意义。临床上最常见的心律失常是期前收缩（早搏），其次为心房颤动。

1）期前收缩：是在原来规则心律基础上，突然提早出现一次心跳，其后有一较长代偿间歇。期前收缩按起搏点不同可分为房性、房室交界性和室性三种，而以室性最多见。其听诊特点：①规则节律中心音提前出现，其后有一较长代偿间隙；②第一心音增强，第二心音减弱甚至消失。如每隔一次正常心搏后出现一次期前收缩，称为二联律；如每隔两次正常心搏后出现一次期前收缩，或每个正常心搏后连续出现两次期前收缩，则称为三联律。二联律和三联律多为病理性，常见于器质性心脏病、洋地黄中毒、低钾血症等。

2）心房颤动：简称房颤，其听诊特点为：①心律绝对不规则；②第一心音强弱不等；③心室率大于脉率。脉率少于心率，称脉搏短绌或脉短绌。心房颤动常见于二尖瓣狭窄、冠心病和甲状腺功能亢进症等。

（3）心音

1）心音类型：心音有4个，按其出现顺序依次命名为第一心音（S_1），第二心音（S_2），第三心音（S_3）和第四心音（S_4）。通常只能听到S_1和S_2，儿童和青少年可听到S_3，超过40岁仍听到S_3多为病理性，S_4一般听不到，如听到多为病理性。

2）心音产生机制：①第一心音（S_1）：是由心室开始收缩时，二尖瓣、三尖瓣突然关闭而主动脉瓣、肺动脉瓣开放等引起的振动所产生的，是心室收缩期的标志；②第二心音（S_2）：是由心室开始舒张时主动脉瓣和肺动脉瓣突然关闭而二尖瓣、三尖瓣开放等引起的振动所产生的，是心室舒张期的标志。

3）S_1与S_2的区别：正确区别S_1、S_2是心脏听诊的重点，只有先确定S_1、S_2之后，才能确定心脏收缩期和舒张期；确定异常心音和心脏杂音出现的时期；以及S_1和S_2的时间关系。具体区别见表4-2。

表 4-2　S_1 与 S_2 的区别

	第一心音	第二心音
听诊部位	心尖部最清晰	心底部最清晰
音调	较低	较高
音响	较响	较 S_1 低
性质	较钝	较 S_1 清脆
时间	较长，持续约 0.1s	较短，持续约 0.08s
与心尖搏动关系	同时出现	之后出现

4）心音改变：包括心音强度与性质改变、心音分裂、额外心音等。①心音强度改变：S_1 增强见于高热、甲状腺功能亢进、贫血等。二尖瓣狭窄时在心尖部可听到高调、清脆、呈拍击声的 S_1。S_1 减弱见于心肌炎、心肌梗死、左心衰竭等。S_1 强弱不等见于心房颤动、完全性房室传导阻滞；②心音性质改变：当心肌有严重病变时，S_1 失去原有特性而与 S_2 相似，且多有心率增快，收缩期与舒张期时间几乎相等，听诊时有如钟摆的"滴答"声音，称为钟摆律。如同时出现心率超过 120 次/分的心动过速，酷似胎儿心音，称为胎心律，主要见于重症心肌病、心肌炎、急性心肌梗死等；③心音分裂：即听诊时出现一个心音分为两个心音的现象。在生理和病理情况下均可出现。④额外心音：即正常两个心音之外额外出现的病理性附加心音。大多出现于舒张期，以舒张早期额外心音最多见，且临床意义较大。由于发生在 S_2 之后，与原有的第一和第二心音共同组成的韵律，在心率超过 100 次/分时，犹如马奔跑的蹄声，又称为舒张早期奔马律。舒张早期奔马律常见于动脉粥样硬化性心脏病、心肌炎等重症心脏病患者，提示左室心肌极度衰弱，是病情危重的体征，是心脏的呼救声。

（4）心脏杂音

1）产生机制：由血流加速、瓣膜口狭窄和（或）关闭不全、异常通道、心腔内有漂浮物、血管腔扩大等引起血流紊乱，产生湍流，形成旋涡，使心壁或大血管壁产生振动所致。

2）听诊要点：护士在听到心脏杂音时要注意最响部位、出现时期、杂音性质与强度、杂音传导以及体位、运动、呼吸等对杂音的影响。①部位：一般来说，杂音在某瓣膜区最响，病变就在该区相应的瓣膜；②时期：发生在 S_1 及 S_2 之间的杂音为收缩期杂音，发生在 S_2 与下一个心动周期的 S_1 之间的杂音为舒张期杂音。连续出现在收缩期和舒张期的杂音为连续性杂音。收缩期和舒张期均出现杂音但不连续为双期杂音；③性质：杂音性质按音色区分可分为吹风样、隆隆样、叹气样、机器样等；按音调区分可分为柔和、粗糙两种；④强度：收缩期杂音强度通常采用 Levine 6 级分级法，见表 4-3。一般来说 2 级及以下收缩期杂音多为功能性，3 级以上收缩期杂音和舒张期杂音多为病理性。舒张期杂音的分级既可用6 级分级法，也可分为轻、中、重三级；⑤传导：杂音可沿着产生杂音的血流方向传导，也可沿周围组织向四周扩散；⑥影响因素：杂音受体位、运动、呼吸等因素影响。

表 4-3　杂音强度分级

级别	1级	2级	3级	4级	5级	6级
听诊特点	微弱、安静环境下须仔细听诊才能听到	较易听到，但不太响亮	杂音较响亮	杂音响亮	杂音很响亮，但听诊器离开胸壁即听不到	杂音震耳，听诊器离开胸壁一定距离也能听到

（5）心包摩擦音

1）产生机制：在心包炎时，心包的壁层和脏层因有纤维蛋白沉着而变得粗糙，在心脏搏动时，两层粗糙的心包互相摩擦而产生心包摩擦音。

2）听诊特点：其与心搏一致，在心脏收缩期及舒张期均可听到，而与呼吸运动无关，音质粗糙，似用指腹摩擦耳壳声。通常在胸骨左缘第3、4肋间处较易听到，在坐位前倾、屏住呼吸时更清楚。

3）临床意义：心包摩擦音见于风湿性、结核性心包炎及心肌梗死、尿毒症等。

五、血管评估

1. 肝颈静脉回流征　用手按压右心功能不全患者右上腹肿大的肝脏时，回流至右心房的血液量增加，可使颈静脉充盈更为明显，称肝颈静脉回流征阳性。为右心功能不全的重要征象。

2. 周围血管征

（1）枪击音：在股动脉、肱动脉等四肢动脉处听到的一种短促的如同开枪的声音，称为枪击音。

（2）毛细血管搏动征：用手指轻压患者甲床末端，或用清洁玻片轻压口唇黏膜，若见到受压部分的边缘有红白交替的节律性微血管搏动，称为毛细血管搏动征阳性。

（3）杜柔双重杂音（Duroziez sign）：将听诊器体件放在股动脉上，稍加压力，在收缩期和舒张期均可听到连续性吹风样杂音，称为杜柔双重杂音。

水冲脉、枪击音、毛细血管搏动征、杜柔双重杂音等体征可统称为周围血管征。由脉压增大所致，常见于主动脉瓣关闭不全、甲状腺功能亢进及严重贫血、动脉导管未闭等。

附：呼吸、循环系统常见疾病的主要体征

（一）胸腔积液

1. 视诊　呼吸浅快，患侧胸廓及肋间隙饱满，呼吸运动减弱，心尖搏动向健侧移位。
2. 触诊　气管及心尖搏动向健侧移位，患侧呼吸动度减弱，语音震颤减弱或消失。
3. 叩诊　积液区呈浊音或实音，左侧胸腔积液时心界叩不出，右侧胸腔积液时心界向左侧移位。
4. 听诊　积液区肺泡呼吸音减弱或消失，积液区上方有时听到支气管呼吸音。

（二）气胸

1. 视诊　患侧胸廓饱满，肋间隙增宽，呼吸运动减弱或消失。
2. 触诊　气管、心尖搏动向健侧移位，患侧呼吸动度减弱，语音震颤减弱或消失。
3. 叩诊　患侧呈鼓音，左侧气胸时心浊音界变小或叩不出，右侧气胸时肝浊音界下移。
4. 听诊　患侧呼吸音减弱或消失。

（三）二尖瓣狭窄

1. 视诊　二尖瓣面容，心尖搏动向左移位。

2. 触诊　心尖部可触及舒张期震颤。

3. 叩诊　心浊音界于胸骨左缘第 3 肋间向左扩大，呈梨形心。

4. 听诊　心尖部可闻及舒张中晚期隆隆样杂音；心尖部 S_1 增强，呈拍击性等。

（四）二尖瓣关闭不全

1. 视诊　心尖搏动向左下移位。

2. 触诊　心尖搏动向左下移位，呈抬举性。

3. 叩诊　心浊音界向左下扩大。

4. 听诊　心尖部可闻及全收缩期 3/6 级以上吹风样较粗糙杂音，可向左腋下传导。心尖部 S_1 减弱。

第六节　腹部评估

一、腹部体表标志及分区

（一）腹部体表标志

腹部常用的体表标志有（图 4－17）：

1. 胸骨剑突　是腹部体表的上界。

2. 肋弓下缘　是腹部体表上界，常用于腹部分区、肝脾测量、胆囊点定位。

3. 脐　腹部中心，平第 3～4 腰椎间隙，常作为腹部分区、腰椎穿刺、阑尾压痛点的定位标志。

4. 腹直肌外缘　相当于锁骨中线延续，右侧腹直肌外缘与肋弓下缘的交界处为胆囊点。

5. 髂前上棘　是腹部九区法、阑尾压痛点的定位标志和骨髓穿刺的部位。

6. 耻骨联合　为腹中线最下部的骨性标志。

7. 腹股沟韧带　是腹部体表的下界，常作为寻找股动脉、股静脉的标志。

8. 肋脊角　两侧背部第 12 肋骨与脊柱的交角，为肾区叩击痛的位置。

（二）腹部分区

1. 四区法　通过脐划一水平线与一垂直线，两线相交将腹部分为四区，即左、右上腹部和左、右下腹部（图 4－18）。

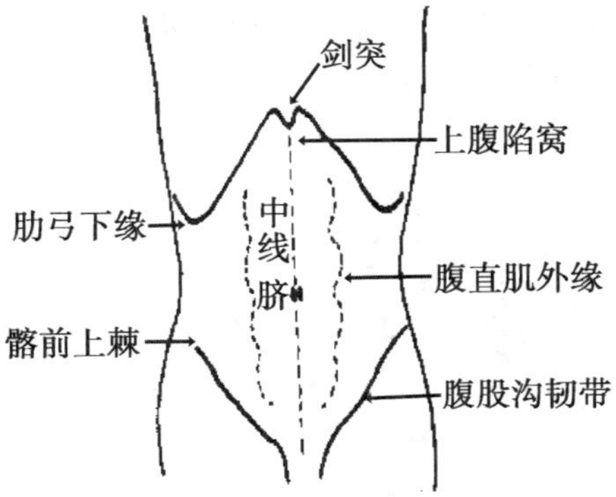

图 4－17　腹部前面体表标志

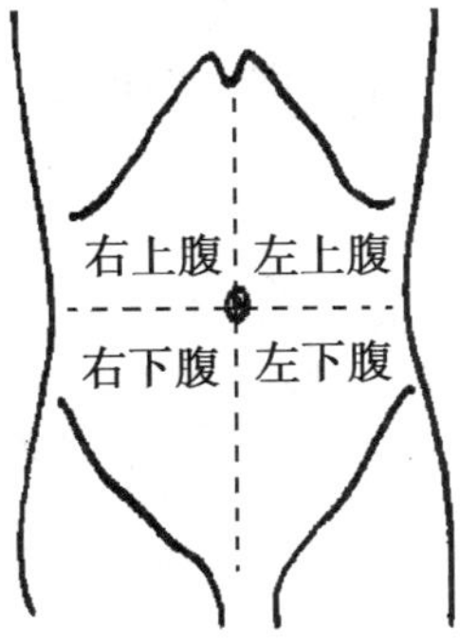

图 4－18　腹部分区四分法

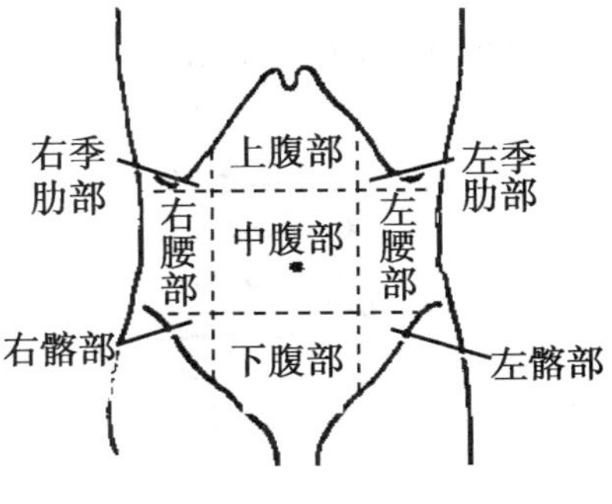

图 4－19　腹部分区九分法

2. 九区法　由两侧肋弓下缘连线和两侧髂前上棘连线为两条水平线，左右髂前上棘至腹中线连线的中点为两条垂直线，四线相交将腹部划分为九个区域。即左、右上腹部（季肋部）、左、右侧腹部（腰部）、左、右下腹部（髂窝部）及上腹部、中腹部（脐部）和下腹部（图 4－19）。

二、腹部评估内容

（一）视诊

1. 评估方法　患者仰卧位，两手置于身体两侧，充分暴露腹部。光线要充足、环境要温暖。护士立于患者右侧。为便于观察腹部微小变化或蠕动波，可将视线降至腹壁水平面，从侧面呈切线方向进行观察。

2. 视诊内容

（1）腹部外形：观察腹部是否对称，有无膨隆与凹陷。正常人腹部两侧对称。正力型平卧时腹部平坦，肥胖及小儿腹部多饱满，消瘦和老人腹部低平。发现腹部有包块或腹腔有积液时应测量腹围。常见异常表现有：

1）腹部膨隆：即平卧时前腹壁明显高出肋缘至耻骨联合平面。①全腹膨隆：常见于肥胖、妊娠以及大量腹水、腹内积气和腹内巨大肿瘤等，其中腹腔大量腹水时腹部外形呈蛙状，称为蛙状腹，腹内大量积气时腹部外形呈球状，称为球状腹；②腹部局部膨隆：常见于腹腔脏器增大、腹内肿瘤、炎症肿块以及腹壁肿物、疝气等。

2）腹部凹陷：即平卧时前腹壁明显低于肋缘至耻骨联合平面。①全腹凹陷：见于消瘦及严重脱水；严重时前腹壁几乎贴近脊柱，使腹部外形呈舟状，称为舟状腹。常见于恶病质，如结核病、恶性肿瘤等。②腹部局部凹陷：较少见，多见于腹部手术后瘢痕收缩。

（2）呼吸运动：正常男性及小儿以腹式呼吸为主，女性以胸式呼吸为主。①腹式呼吸减弱或消失：见于大量腹水、急性腹膜炎、腹腔内巨大肿块或妊娠等；②腹式呼吸增强：见于胸腔疾病引起的代偿性呼吸增强及癔症性呼吸。

（3）腹壁静脉：正常人腹壁静脉一般不显露，在较瘦或皮肤白皙的人隐约可见。当门静脉高压、上腔静脉或下腔静脉回流受阻时，腹壁静脉可见明显的扩张或迂曲，称为腹壁静脉曲张。检查其血流方向有助于判断腹壁静脉曲张的来源。

1）检查方法：选一段没有分支的曲张静脉，护士将右手示指和中指并拢压在静脉上阻断血流，一手指紧压静脉并向外滑动，挤出静脉内血液，至一定距离时放松手指，观察静脉是否迅速充盈，如静脉迅速充盈，说明静脉血流方向是从放松的一端流向紧压手指的一端。再用同法放松另一手指，观察静脉的充盈度，即可看出血流方向（图 4－20）。

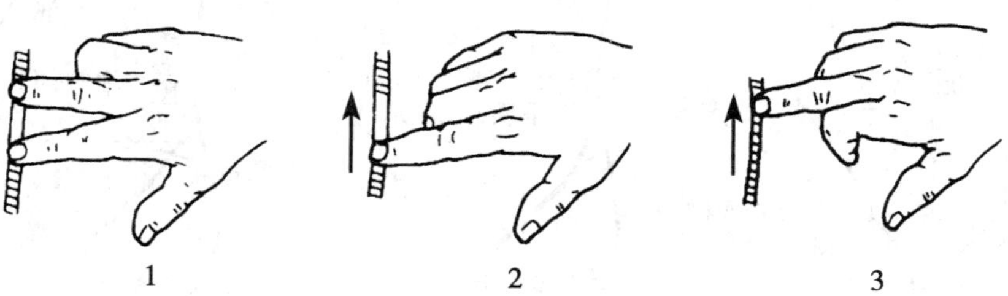

图 4－20　判断静脉血流方向手法

2）检查结果：门静脉高压时血流方向以脐为中心向四周伸展，俗称海蛇头（图 4－21）；下腔静脉阻塞时，静脉血流方向向上（图 4－22）；上腔静脉阻塞时，静脉血流方向向下（图 4－23）。

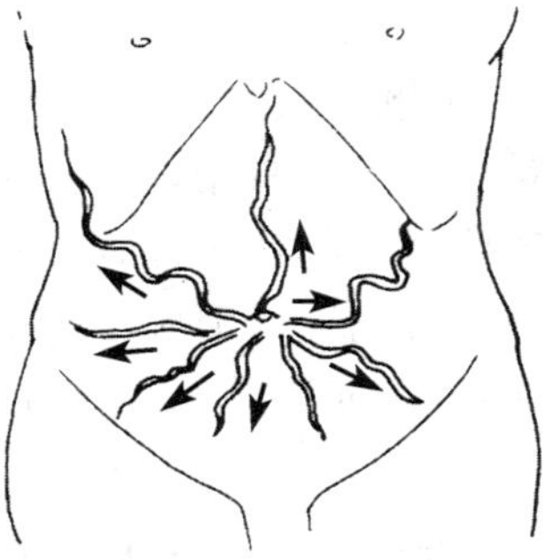

图 4－21　门静脉高压时腹壁浅静脉分布和血液方向

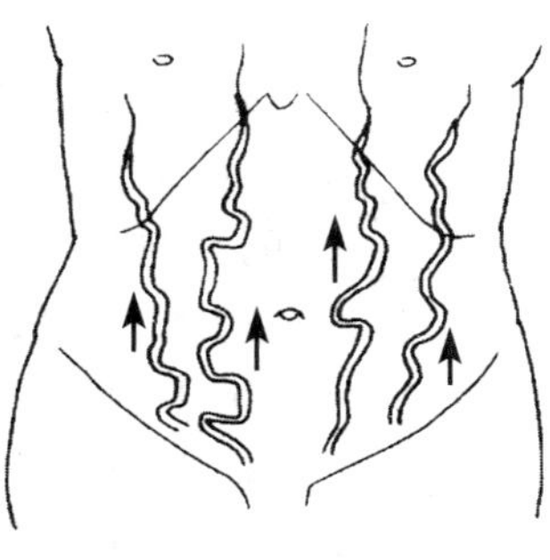

图 4－22　下腔静脉梗阻时腹壁浅静脉分布和血流方向

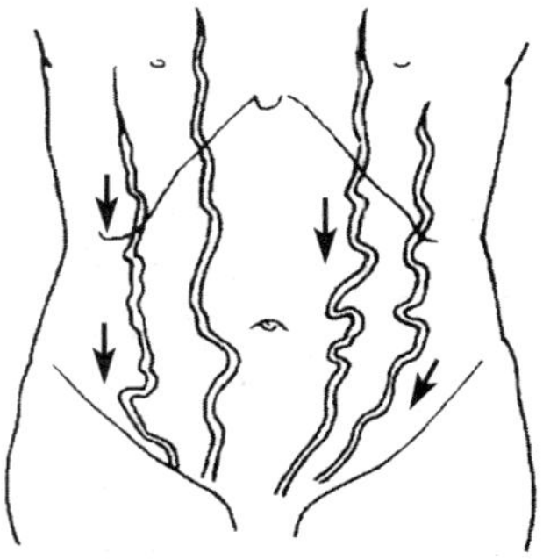

图 4－23　上腔静脉梗阻时腹壁浅静脉分布和血流方向

（4）胃肠型和蠕动波：正常情况下一般见不到胃肠型和蠕动波。除非腹壁菲薄或松弛的老年人、经产妇或极度消瘦者。胃肠道发生梗阻时，梗阻近端的胃或肠段饱满而隆起，显出各自的轮廓，称为胃型或肠型，同时伴有胃或肠蠕动增强时可见胃或肠蠕动波。从侧面观察或用手轻拍腹壁更易见到。麻痹性肠梗阻时可见到肠型但看不到蠕动波。

（二）触诊

1. 评估方法　触诊是腹部评估最重要的方法。患者仰卧位，两上肢放在躯干两侧，双腿屈曲稍分开，使腹部放松，嘱患者做均匀的腹式呼吸。护士站在右侧。触诊时手要温暖，动作要轻柔，一般从左下腹沿逆时针方向开始触诊，从左到右，从下到上，由浅入深，触诊全腹。若患者已诉有腹痛部位，则由健侧移向患侧触诊，边触诊边观察患者的反应及表情，通过与患者交谈可转移其注意力而减轻腹肌紧张。

2. 评估内容

（1）腹壁紧张度：正常人腹壁柔软，较易压陷。病理情况腹肌紧张度可增加或减弱。

1）腹壁紧张度增加：①全腹壁紧张：多见于急性、慢性腹膜炎。其中板状腹常见于急性胃肠穿孔或实质脏器破裂所致的急性弥漫性腹膜炎，此时腹壁常强直，硬如木板状。揉面感常见于结核性腹膜炎、癌肿的腹膜转移所致的腹膜慢性炎症，此时腹膜增厚，全腹稍紧张，触诊时腹壁柔韧有抵抗力，不易压陷，如同揉面团一样；②局限性腹壁紧张：多由局限性腹膜炎所致，如右下腹壁局限性紧张多见于急性阑尾炎，右上腹壁紧张多见于急性胆囊炎等。

2）腹壁紧张度减弱或消失：按压腹壁时，感到腹壁松软无力，多为腹肌张力降低或消失所致。全腹紧张度减弱，见于慢性消耗性疾病或刚放出大量腹水者，也可见于身体瘦弱的老人和经产妇；全腹紧张度消失，见于脊髓损伤所致腹肌瘫痪和重症肌无力等。

（2）压痛及反跳痛

1）压痛：正常腹部在触诊时一般不引起疼痛，由浅入深按压发生疼痛，称为压痛。出现压痛的部位多表示病变之所在。若压痛局限于某一点时，称为压痛点。明确而固定的压痛点，是诊断某些疾病的重要依据。如位于右腹直肌外缘与肋弓交界处的胆囊点压痛考虑胆囊病变，脐与右髂前上棘连线中、外1/3交界处的麦氏（McBurney）点压痛多为阑尾炎。

2）反跳痛：当护士触诊腹部出现压痛后，手指压于原处稍停片刻，然后迅速将手抬起，如此时患者感觉腹痛加重称为反跳痛，表示炎症已波及腹膜壁层。临床上把腹肌紧张、压痛及反跳统称为腹膜刺激征或腹膜炎三联征，是急性腹膜炎的可靠体征。

（3）肝触诊

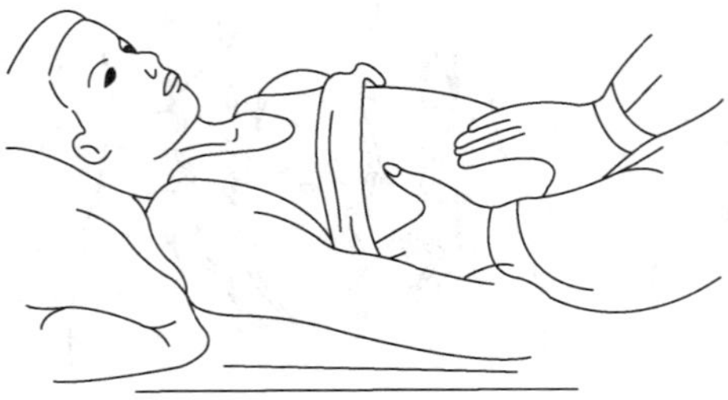

图4-24　肝脏触诊方法

1）触诊方法：有单手触诊法、双手触诊法、冲击触诊法。①单手触诊法：较常用，护士将右手四指并拢，掌指关节伸直，与肋缘大致平行地放在患者右上腹部或脐部右侧估计为肝下缘的下方，随患者呼气时，手指压向腹深部，吸气时，手指向上迎触下移的肝缘，如此反复进行，手指不能离开腹壁并逐渐向肝缘滑动，直到触及肝缘或肋缘为止；②双手触诊法：在单手触诊的基础上，将左手托住患者的右腰部，拇指张开，置于右季肋部，触诊时，左手向上托起肝脏，以便吸气时下移的肝更容易碰到右手指（图4-24）。

2）触诊内容及临床意义：触及肝时，应详细描述其大小、质地、表面形态及边缘、压痛等。①大小：正常成人肝一般摸不到，但腹壁松软或体瘦者，当深吸气时右肋缘下可触及肝下缘在1cm以内；剑突下多在3cm以内。肝下缘超过上述标准，可叩诊肝上界，若肝上界相应降低，肝上下径正常，则为肝下移。常见于肝下垂，肺气肿、右侧胸腔积液导致的膈肌下降。如肝上界正常或升高，则提示肝大。常见于肝炎、肝淤血、脂肪肝、肝脓肿等。肝脏缩小见于急性或亚急性重型肝炎、晚期肝硬化。肝下缘记录方法：平静呼吸时，测量右锁骨中线与右肋缘交点至肝下缘或剑突根部至肝下缘的垂直距离，以厘米表示。在右肋缘下触到的是肝右叶，剑突下触到的是肝左叶；②质地：一般分为质软、质韧、质硬三个等级。正常肝质软，如触撅起之口唇。急慢性肝炎、脂肪肝、肝淤血等疾病质韧如触鼻尖。肝硬化、肝癌等疾病质硬如触前额；③表面形态和边缘：正常肝脏表面光滑、边缘整齐、厚薄一致。肝边缘圆顿常见于脂肪肝或肝淤血。肝边缘锐利，表面可触及细小结节，多见于肝硬化。肝表面高低不平，有结节样隆起，边缘不规则，多见于肝癌；若肝表面呈大块状隆起，见于巨块型肝癌或肝脓肿；④压痛：正常肝脏无压痛，当肝包膜有炎症反应或肝肿大使肝包膜张力增加，则有压痛，多见于急性肝炎、肝淤血、肝脓肿等。

（4）脾脏触诊：正常人脾不能触及，左侧胸腔大量积液或气胸时膈下降，可使脾向下移位而被触及，除此之外，若能触及脾则提示脾大。触及脾时应注意大小、硬度、质地、表面与边缘、有无压痛等。

1）触诊方法：有单手触诊法或双手触诊法两种，常用双手触诊法。患者仰卧，护士左手掌平放于患者左腰部（第9～11肋处），将脾从后向前托起。右手掌平放于脐左侧腹部或腹部估计脾下缘的下方，与肋弓成垂直方向，自下而上随患者腹式呼吸进行触诊直至触到脾的下缘或左肋缘为止（图4-25）。脾轻度肿大而仰卧位不易触到时可嘱患者改用右侧卧位，右下肢伸直，左下肢屈曲，则较容易触及脾。

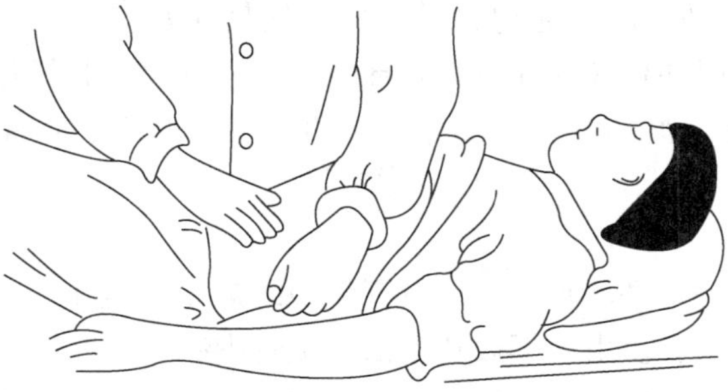

图 4－25　脾的触诊方法

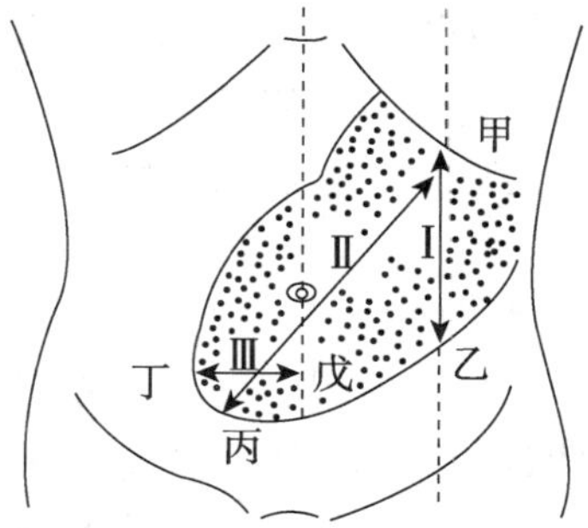

图 4－26　脾肿大的测量方法

2）测量方法：脾肿大不超过脐水平时，可沿左锁骨中线测量肋下缘至脾下缘的距离（以厘米表示）；脾大超过脐水平时，可用三线记录法（图 4－26）。

Ⅰ线又称甲乙线，测量左锁骨中线与左肋弓交叉点至脾下缘的距离。

Ⅱ线又称甲丙线。测量左锁骨中线与左肋弓交叉点至脾尖的最远距离。

Ⅲ线又称丁戊线，测量脾右缘到正中线的垂直距离。超过正中线以“＋”号表示，未超过正中线以“－”号表示。

3）脾肿大分度和临床意义：脾大可分为轻度、中度、高度。①轻度肿大：深吸气时，脾在肋下不超过 2cm。多见于急慢性肝炎、伤寒等；②中度肿大：深吸气时，脾在肋下超过 2cm 至脐水平线以上。多见于肝硬化、慢性淋巴细胞白血病等；③高度肿大：深吸气时，脾在肋下超过脐水平线或前正中线。多见于慢性粒细胞白血病、淋巴瘤等。

（5）胆囊触诊：正常人不能触及胆囊。胆囊肿大时，在右肋缘与腹直肌外缘交界处可触到一梨形或卵圆形，张力较高的随呼吸上下移动的肿块。常见于急性胆囊炎、胆囊结石或胆囊癌等。如胆囊有炎症，但触不到胆囊时，可做胆囊触痛检查。其方法是：护士将左手掌平放在患者右肋缘，拇指以中等力量按压胆囊点（右肋缘与腹直肌外缘交界处），然后嘱患者缓慢深吸气，在深吸气过程中患者因疼痛而突然屏气，则为胆囊触痛征（Murphy 征）阳性（图 4－27）。多见于急性胆囊炎。

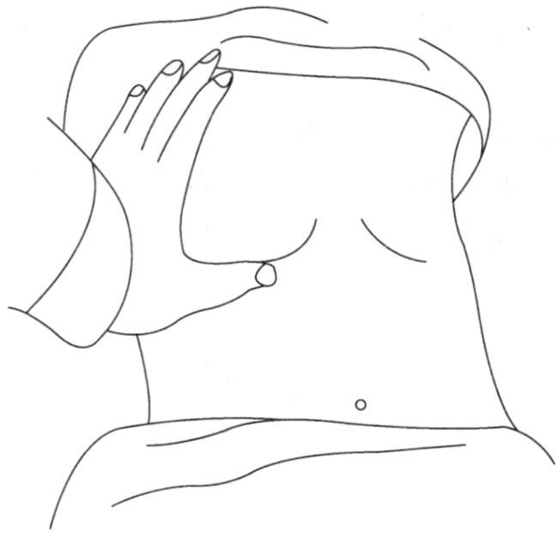

图 4－27　Murphy 征检查

（6）膀胱触诊：正常膀胱在空虚时不能触及。当膀胱积尿而充盈时，在下腹正中部可触到圆形、表面光滑的囊状物，按压时憋胀、有尿意，排尿或导尿后消失。膀胱胀大常见于尿潴留，如尿道梗阻、脊髓疾病、昏迷、腰椎或骶椎麻醉等。

（7）腹部包块：腹腔内脏器肿大、异位、肿瘤、囊肿或脓肿、炎性组织粘连或肿大的淋巴结等，均可形成包块。触诊时必须注意腹部包块的部位、大小、形态、质地、压痛、搏动及移动度等，以鉴别其来源于何种脏器及性质。

（三）叩诊

腹部叩诊多采用间接叩诊法。主要用于评估腹腔实质脏器大小、位置、叩击痛，腹腔内积气、积液、肿物，胃肠道充气等情况。

1. 腹部叩诊音　正常腹部叩诊除肝、脾、膀胱充盈、子宫增大处呈浊音或实音外，其余部位均为鼓音。胃肠高度胀气、人工气腹和胃肠穿孔时，腹部鼓音范围增大。肝脾等实质脏器极度肿大、腹腔内肿物或大量腹水时，腹部鼓音范围缩小，叩诊可协助鉴别腹部病变性质。

2. 肝叩诊

（1）肝浊音界：①叩诊方法：患者平卧，平静呼吸，从右锁骨中线第2肋间开始由肺部向下叩诊，叩诊音由清音变为浊音时为肝上界。由腹部鼓音区沿右锁骨中线向上叩诊，当叩诊音由鼓音变为浊音时为肝下界。临床上肝下界多用触诊法确定。匀称体型者肝上界在右锁骨中线上第5肋间，下界位于右肋下缘，肝上界与肝下界之间距离为肝上下径，正常成人在9～11cm。瘦长体型者肝上、下界可低一个肋间，矮胖体型者可高一个肋间；②临床意义：肝浊音界扩大多见于肝脓肿、肝癌、肝炎、肝淤血等；肝浊音界缩小多见于重症肝炎、肝硬化及胃肠胀气等；肝浊音界消失代之以鼓音，多见于急性胃肠穿孔；肝浊音界上移多见于右肺纤维化、右肺不张、腹水、鼓肠等；肝浊音界下移多见于肺气肿，右侧张力性气胸等。

（2）肝区叩击痛：护士用左手掌平放在肝部位，右手握拳以轻至中等力量叩击左手手背。正常者肝区无叩击痛。肝区出现叩击痛多见于肝炎、肝脓肿、肝淤血等。

3. 移动性浊音

（1）产生机制：当腹腔内游离液体超过1000ml时，患者仰卧位因重力关系液体积聚于腹部两侧，叩诊时呈浊音，腹部中间因肠管内有气体而浮在液面上，叩诊时呈鼓音。当患者侧卧位时，因腹水积聚于下部而肠管上浮，则下部叩诊为浊音，上部呈鼓音，这种因体位不同而出现浊音区变动的现象，称为移动性浊音。

（2）评估方法：患者先取仰卧位，护士自脐部向一侧腰部叩诊，当鼓音变为浊音时，让患者转向对侧卧位，而护士的左手中指不离开腹壁，再次叩诊，此时原有浊音如变为鼓音，这种因体位不同而出现浊音区变动的现象为移动性浊音阳性（图4－28）。此为诊断腹水的重要方法，常见于肝硬化、心动能不全、腹膜炎等。

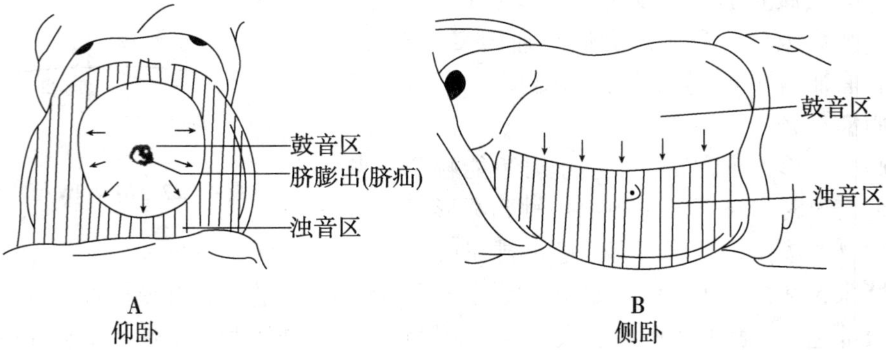

图4－28　移动性浊音示意图

4. 肾叩诊　主要叩肾区有无叩击痛。评估方法：患者坐位或侧卧位，护士用左手掌置于肋脊角处，右手握拳，以轻至中等力量叩击左手手背。正常人肾区无叩击痛。肾区出现叩击痛多见于肾盂肾炎、肾炎、肾结核、肾结石。

5. 膀胱叩诊　用于判断膀胱充盈度。膀胱在耻骨联合上方叩诊。当膀胱空虚时在膀胱区叩诊呈鼓音。当膀胱有尿液充盈时，在膀胱区可叩出圆形浊音区，排尿后浊音又转为鼓音。

（四）听诊

1. 肠鸣音　肠蠕动时，肠管内气体和液体随之流动，产生一种断断续续的咕噜声或气过水声，称为肠鸣音。正常肠鸣音约 4～5 次/分。

（1）肠鸣音活跃：肠蠕动增强时，肠鸣音 10 次/分以上，但音调不特别高亢，见于急性胃肠炎、服泻药后或胃肠道大出血时。

（2）肠鸣音亢进：指肠鸣音 10 次/分以上且响亮、高亢，甚至呈叮当声或金属声，见于机械性肠梗阻。

（3）肠鸣音减弱或消失：指肠鸣音明显少于正常，甚至数分钟才听到 1 次，称肠鸣音减弱；如果 3～5 分钟以上听不到肠鸣音则为肠鸣音消失，见于急性腹膜炎或麻痹性肠梗阻。

2. 振水音

（1）评估方法：患者仰卧位，护士以一耳凑近上腹部，亦可将听诊器膜式体件置于上腹部，同时用手放在上腹部作连续迅速的冲击动作，如胃内有大量液体及气体时，即可听到气体与液体撞击而产生的声音，称为振水音。

（2）临床意义：正常人餐后或饮食大量液体时可出现振水音，若在空腹或者餐后 6～8 小时以上仍出现振水音，提示胃内有较多液体潴留，多见于幽门梗阻或胃扩张、胃下垂等。

附：消化系统常见疾病的主要体征

（一）急性腹膜炎

1. 视诊　急性危重面容，强迫仰卧位，腹式呼吸运动减弱或消失。当腹腔内炎症渗出液增多或肠麻痹时可见全腹部膨隆。

2. 触诊　全腹弥漫性肌紧张、压痛、反跳痛。

3. 叩诊　肝浊音界缩小或消失。腹腔有较多游离液体时移动性浊音阳性。

4. 听诊　肠鸣音减弱或消失。

（二）肝硬化失代偿期

1. 视诊　肝病面容，皮肤黏膜可见黄疸、瘀点、紫癜、瘀斑。上胸、面部及颈部可见蜘蛛痣。有肝掌。男性可有乳房发育。有腹水者呈蛙状腹，可见腹壁静脉曲张，以脐为中心向四周伸展。

2. 触诊　早期肝大，表面尚光滑，晚期肝缩小，质硬、边缘较薄，可触及结节。肝无压痛。脾大。下肢可有水肿。

3. 叩诊　有严重腹水，移动性浊音阳性。

4. 听诊　腹壁静脉曲张者可在脐部或上腹部闻及静脉连续性瓮鸣音。

（三）肠梗阻

1. 视诊　腹部膨隆，小肠梗阻可见脐周不规则肠型和蠕动波。结肠梗阻可见两侧腹部明显膨胀。

2. 触诊　腹肌紧张伴压痛，绞窄性肠梗阻可出现反跳痛。

3. 叩诊　肠道积气较多时，腹部鼓音范围增大。

4. 听诊　机械性肠梗阻肠鸣音亢进。麻痹性肠梗阻肠鸣音减弱或消失。

第七节　脊柱、四肢评估

一、脊柱评估

（一）脊柱弯曲度

1. 生理性弯曲　正常人脊柱从侧面观察有颈曲、胸曲、腰曲、骶曲 4 个弯曲，其中颈曲、腰曲向前凸，胸曲、骶曲向后凸，使脊柱呈“S”形弯曲。从背面观察，正常人脊柱无侧弯。评估时患者取立位或坐位，两上肢自然下垂，先从侧面观察脊柱有无过度前凸与后凸，再用手指沿脊柱棘突以适当压力从上向下划压，划压后皮肤上留下一条与脊柱一致的充血性红线，借助观察脊柱有无侧弯。

2. 异常发现及临床意义

（1）脊柱后凸：俗称驼背，多发生于胸段，可见于佝偻病、脊椎骨折、强直性脊柱炎、骨质退行性变等。青少年脊柱后凸多见于胸椎结核。

（2）脊柱前凸：多发生在腰段，常见于妊娠晚期、巨大腹腔肿瘤、大量腹水等。

（3）脊柱侧凸：可发生于胸段、腰段脊柱，可分为功能性（姿势性）和器质性两种。功能性侧凸早期脊柱弯曲不固定，改变体位可使侧凸得到纠正。见于儿童坐立姿势不良、椎间盘脱出等。器质性侧凸改变体位不能使其纠正，可见于佝偻病、胸膜粘连及肥厚等。

（二）脊柱活动度

1. 正常活动度　脊柱各部位活动范围不同，颈段与腰段活动范围最大，胸段活动范围较小，骶段几乎不活动。护士让患者做前屈、后伸、侧弯及旋转动作可以观察脊柱的活动度。

2. 脊柱活动受限　脊柱活动受限常见于软组织损伤、增生性关节炎、骨质破坏骨折及脱位、椎间盘脱出等。

（三）脊柱压痛及叩击痛

1. 压痛　检查脊柱压痛时护士用右手拇指自上而下逐个按压脊椎棘突及椎旁肌肉，正常人无压痛。脊椎压痛明显，多见于脊椎结核、椎间盘脱出、脊椎外伤或骨折等。脊柱两旁肌肉压痛，多见于腰背肌劳损。

2. 叩击痛　脊柱叩诊有直接叩诊法和间接叩诊法两种。正常脊柱无叩击痛。

（1）直接叩诊法：检查时护士用手指或叩诊锤依次从上而下直接叩击脊椎棘突。此法多用于胸、腰段病变检查。

（2）间接叩诊法：患者坐位，护士将左手掌面置于患者头顶，右手握拳以小鱼际肌部叩击左手背处。叩击痛部位提示病变所在部位，多见于脊椎结核、脊椎骨折、脊椎肿瘤及椎间盘脱出等。

二、四肢评估

四肢与关节检查主要借助视诊和触诊，两者相互配合。检查时注意观察肢体形态及运动情况。正常人四肢与关节均左右对称，无肿胀及压痛，运动自如。

（一）形态异常

1. 匙状甲　又称反甲。其特点为指甲中央凹陷，边缘翘起，指甲变薄，表面粗糙有条纹，似匙状（图 4－29）。多见于缺铁性贫血等。

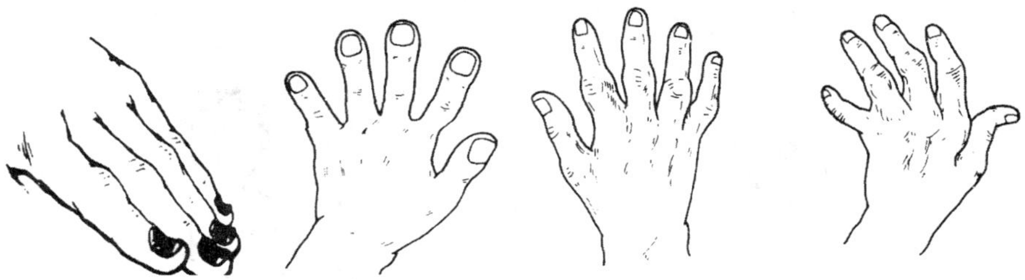

图 4－29　匙状甲、杵状指（趾）、梭形关节

2. 杵状指（趾）　是指末端指（或趾）节增生、肥厚，呈杵状膨大，又称为槌状指（趾）（图 4－29）。多见于慢性肺脓肿、支气管扩张、支气管肺癌、发绀型先天性心脏病等。

3. 指关节变形　以梭状畸形最常见。其特点为双侧对称性指间关节增生、肿胀呈梭状畸形，早期局部可有红肿和疼痛，晚期伴有明显强直且活动受限，手腕及手指向尺侧偏斜（图 4－29）。见于类风湿性关节炎。

4. 膝关节变形　风湿性关节炎发作期可致膝关节红、肿、热、痛、活动受限。膝关节腔大量积液时，视诊可见局部明显肿胀，触诊时可出现浮髌现象。检查方法为：患者平卧，患肢伸直并放松，护士用左手拇指和其余手指固定于肿胀膝关节上方两侧，右手拇指和其余手指固定于肿胀膝关节下方两侧，使关节腔内的液体不至于向周围流动而影响浮力，然后用一示指将髌骨连续向下方按压数次，压下时有髌骨与关节面的碰触感，松手时有髌骨随手浮起感，即为浮髌试验阳性（图 4－30）。

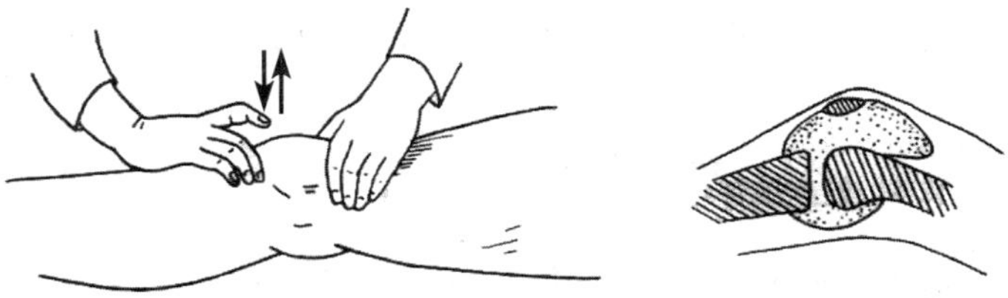

图 4－30　浮髌试验

5. 膝内、外翻畸形　正常人双腿并拢时，两膝和两踝均能靠拢。当两踝部靠拢时两膝关节却远远分离，称膝内翻，即“O”形腿；当两膝关节靠拢而两踝部却分离，称膝外翻，即“X”形腿（图 4－31）。膝内、外翻畸形常见于佝偻病和大骨节病。

6. 肌肉萎缩　视诊某一肢体的部分或全部肌肉体积缩小，触诊松软无力，为肌肉萎缩现象。常见于脊髓灰质炎、周围神经损害、进行性肌营养不良、长期肢体废用者等。

7. 下肢静脉曲张　小腿静脉如蚯蚓状弯曲、怒张，久立后加重，卧位及抬高下肢可减轻。严重者小腿有肿胀感，局部皮肤呈暗紫色或色素沉着，可形成慢性溃疡。多见于长期从事站立性工作或栓塞性静脉炎者等。

8. 四肢其他异常　如足内、外翻畸形、肢体水肿、爪形手等。

（二）运动功能障碍

1. 评估方法　检查时让患者作各关节的主动和被动运动，观察关节有无活动受限、疼痛、异常活动等。正常人关节活动不受限，无疼痛，无异常活动。

2. 异常发现及临床意义　若出现关节运动受限、疼痛或异常活动时提示相应部位有骨折、关节脱位、关节及周围有炎症、肿瘤等。

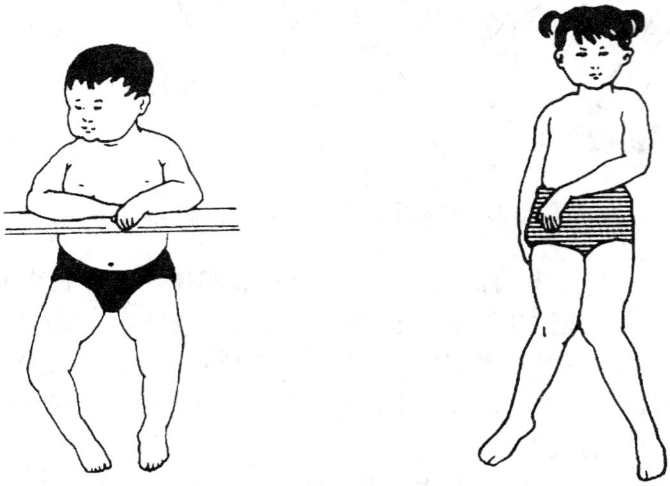

图 4-31　“O”形腿，“X”形腿

第八节　神经系统评估

一、生理反射

根据刺激部位不同，可将生理反射分为浅反射和深反射。注意两侧对比。

(一) 浅反射

浅反射是指刺激皮肤或黏膜引起的反射。包括：

1. 角膜反射

(1) 评估方法：嘱患者眼睛注视内上方，护士用细棉签纤维由角膜外缘向内轻触其角膜，正常时可见该侧眼睑迅速闭合，称为直接角膜反射。如刺激一侧角膜，对侧也出现眼睑闭合反应，称为间接角膜反射。

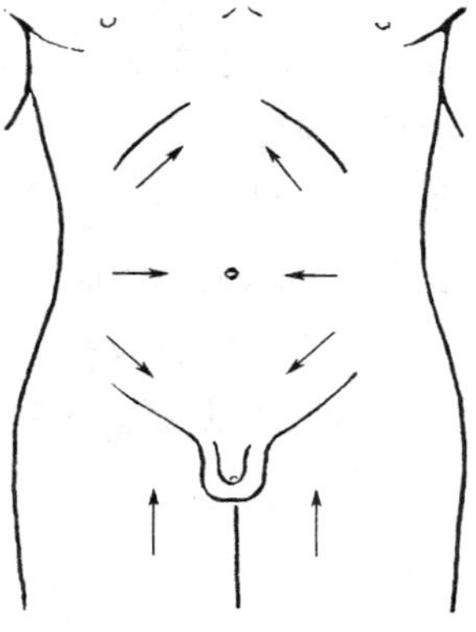

图 4-32　腹壁反射和提睾反射检查示意图

(2) 临床意义：直接与间接角膜反射均消失见于三叉神经病变；直接反射消失，间接反射存在，见于患侧面神经瘫痪；深昏迷患者双侧角膜反射均消失。

2. 腹壁反射

(1) 评估方法：患者仰卧，两下肢稍屈曲使腹壁放松，然后用棉签杆由外向内迅速轻划上、中、下腹壁皮肤。正常时受刺激部位可见腹壁肌收缩。反射中枢：上部在胸髓 7～8 节；中部在胸髓 9～10 节；下部在胸髓 11～12 节（图 4-32）。

（2）临床意义：双侧上、中、下三部位腹壁反射均消失见于昏迷或急腹症患者；一侧腹壁反射消失见于同侧锥体束损害。肥胖、老年人及经产妇因腹壁过于松弛出现腹壁反射减弱或消失。

3. 提睾反射

（1）评估方法：用钝尖物由下向上轻划股内侧上方皮肤，可引起同侧提睾肌收缩，使睾丸上提，其反射中枢在腰髓1～2节（图4-32）。

（2）临床意义：双侧反射减弱或消失，见于腰髓1～2节病损；一侧反射减弱或消失，见于锥体束损害，也可见于老年人、阴囊水肿、精索静脉曲张、睾丸炎、附睾炎等。

（二）深反射

深反射是指刺激骨膜、肌腱引起的反射，又称腱反射。

1. 评估内容与方法

（1）肱二头肌反射：护士以左手托扶患者前臂屈曲的肘部，并将拇指置于肱二头肌肌腱上，用叩诊锤叩击拇指，正常反应为肱二头肌收缩，前臂快速屈曲。反射中枢在颈髓5～6节（图4-33）。

（2）肱三头肌反射：嘱患者前臂半屈半旋前位，护士以左手托扶其肘部，然后用叩诊锤直接叩击尺骨鹰嘴突上方的肱三头肌肌腱，正常反应为肱三头肌收缩，前臂稍伸展。反射中枢在颈髓6～7节（图4-33）。

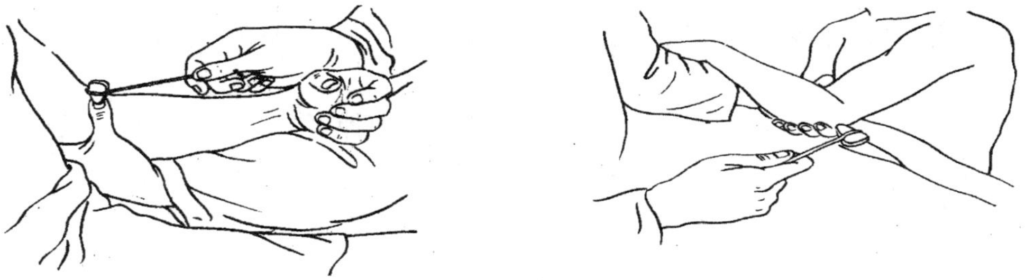

图4-33　肱二头肌反射、肱三头肌反射

（3）膝腱反射：患者坐位检查时，小腿完全松弛下垂，卧位时护士在其腘窝处托起下肢，使髋、膝关节均稍屈曲，然后用叩诊锤叩击髌骨下方之股四头肌腱，正常反应为小腿伸展。反射中枢在腰髓2～4节（图4-34）。

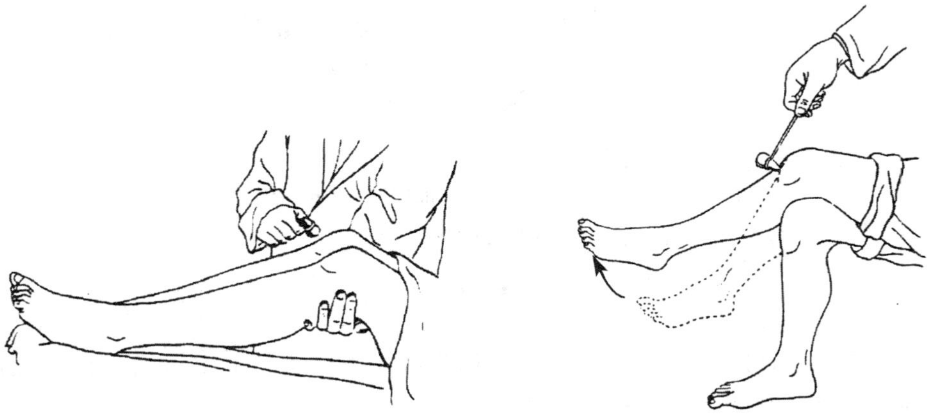

图4-34　膝腱反射

（4）跟腱反射：患者仰卧，髋、膝关节稍屈曲，下肢取外旋外展位，护士用一手将足部背屈成直角。用叩诊锤轻叩跟腱。正常反应为腓肠肌收缩，足向跖面屈曲。反射中枢在骶髓1～2节（图4－35）。

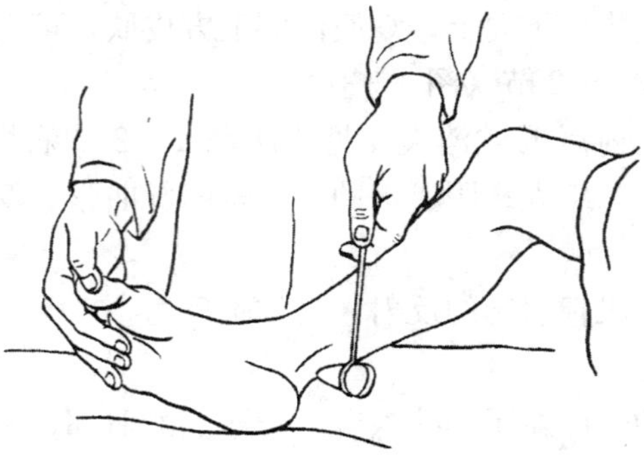

图4－35 跟腱反射

2. 临床意义 深反射减弱或消失多为下运动神经元损害的表现，见于神经根炎、末梢神经炎、脊髓灰质炎等；深反射亢进多为上运动神经元损害的表现，见于脑血管病后遗症等。

二、病理反射

病理反射是指锥体束损害时，大脑失去了对脑干和脊髓的抑制作用而出现的异常反射。包括：

1. 巴宾斯基征（Babinski） 患者仰卧位，髋膝关节伸直，护士一手持患者踝部，另一手用棉签杆划患者足底外侧缘，由足跟向前至小趾根部再转向拇指侧，阳性反应为拇趾背伸，其余四趾呈扇形展开（图4－36）。

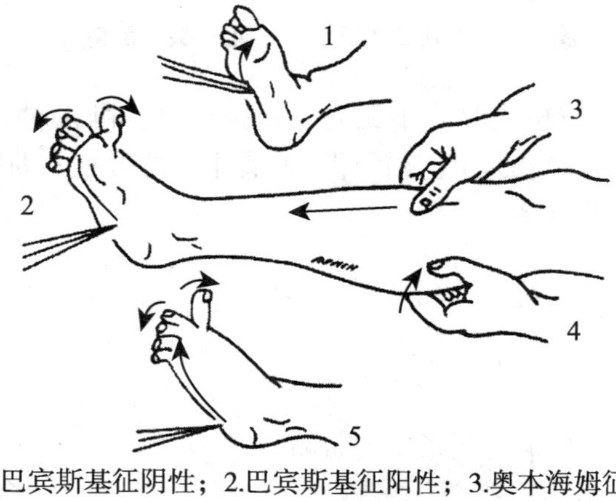

1.巴宾斯基征阴性；2.巴宾斯基征阳性；3.奥本海姆征阳性
4.戈登征阳性；5.查多克征阳性

图4－36 病理反射检查示意图

2. 奥本海姆征（Oppenheim） 护士用拇指和示指沿患者胫骨前自上而下加压推移，其阳性反应同巴宾斯基征（图4－36）。

3. 戈登征（Gordon） 患者平卧，护士用一定力量挤捏腓肠肌，阳性同巴宾斯基征（图 4－36）。

4. 查多克征（Chaddock） 患者平卧位，双下肢伸直，用棉签杆从外踝下方足背外缘由后向前轻划至趾跖关节处再转向拇指侧，阳性同巴宾斯基征（图 4－36）。

注意：一岁半以内的婴幼儿双侧肢体也可出现上述阳性表现，但不属于病理反射；以上四种体征临床意义相同，其中以巴宾斯基征最典型、价值最大。

三、脑膜刺激征

脑膜刺激征是脑膜受刺激引起的体征。脑膜炎、蛛网膜下腔出血、颅内压增高、脑膜转移瘤等均可出现阳性反应。脑膜刺激征包括：

1. 颈项强直 患者去枕仰卧，护士右手置于前胸，左手置于枕后，托起头部做被动屈颈动作。颈肌抵抗力增强，或下颌不能贴近前胸，在排除颈椎或颈部肌肉局部病变后即可认为脑膜刺激征阳性。

2. 凯尔尼格征（Kernig 征） 患者仰卧位，将一侧髋和膝关节各屈曲成直角，护士左手置于患者膝关节上方，用右手抬高其小腿（图 4－37）。正常可将膝关节伸达 135°以上，如伸膝受阻且伴疼痛与屈肌痉挛，则为阳性。

3. 布鲁金斯基征（Brudzinski 征） 患者仰卧位，去枕，双下肢自然伸直。护士用左手托扶患者枕部，右手置于胸前，然后被动向前屈颈。同时观察双下肢变化。阳性表现为两侧膝关节和髋关节屈曲（图 4－38）。

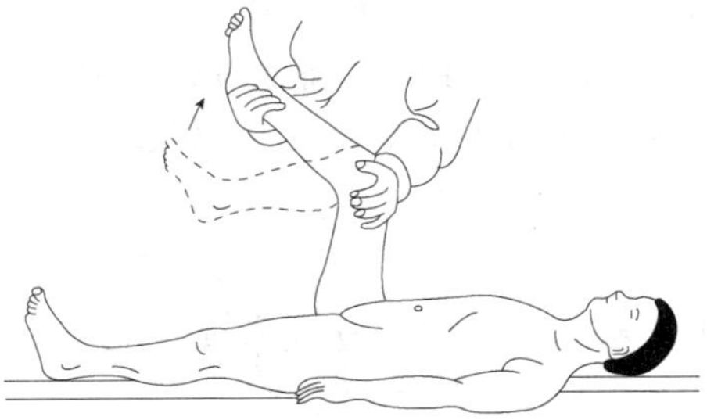

图 4－37 Kernig 征检查

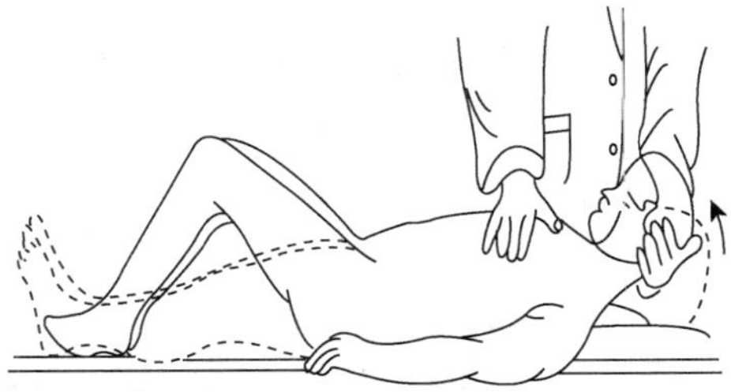

图 4－38 Brudzinski 征检查

四、肌力、肌张力

（一）肌力

肌力是指肌肉运动时最大收缩力。检查时让患者做肢体的伸屈动作，护士从相反方向给予阻力，测试肢体对抗阻力的力量，并注意两侧比较。

1. 肌力分级 采用 0～5 级的六级分级法。

0 级 完全瘫痪，测不到肌肉收缩。

1 级 仅测到肌肉收缩，但不能产生动作。

2 级 肢体在床上能水平移动，但不能抵抗自身重力，即不能抬离床面。

3 级 肢体能抬离床面，但不能对抗阻力。

4 级 可抵抗一定阻力，但不完全。

5级　正常肌力。

2. 临床意义　不同程度的肌力减退可分为完全性及不完全性（轻）瘫痪。瘫痪的种类为：①单瘫：单一肢体瘫痪，多见于脊髓灰质炎；②偏瘫：一侧肢体瘫痪，同时伴有同侧颅神经损害。见于脑出血、脑血栓、脑肿瘤等；③交叉瘫：一侧肢体瘫痪及对侧颅神经损害。多见于脑干病变；④截瘫：双侧下肢瘫痪。见于脊髓外伤、脊髓炎症等。

（二）肌张力

肌张力指静息状态下肌肉紧张度和被动运动时遇到的阻力。

1. 检查方法　嘱患者肌肉松弛，护士根据触摸肌肉的硬度及伸屈肢体时感知肌肉对被动伸屈的阻力作判断。

2. 临床意义

（1）肌张力增高：肌肉坚硬，被动运动阻力增大，关节运动范围缩小。可表现为痉挛性或强直性。①痉挛性肌张力增高：在被动运动开始时阻力较大，终末时突感减弱，称为折刀现象，见于锥体束损害；②强直性肌张力增高：指一组拮抗肌群的张力均增加，做被动运动时，伸肌与屈肌的肌张力同等增强，如同弯曲铅管，故称铅管样强直，见于锥体外系损害。

（2）肌张力减弱：肌肉弛缓松软，被动运动时阻力减退或消失，关节运动范围扩大，有时呈过度屈伸现象。见于下运动神经元病变（周围神经炎、脊髓灰质炎）及小脑病变等。

小　结

身体评估是护士了解患者身体健康状况的一种最基本检查方法，一般在健康史采集结束后进行。身体评估基本方法有视、触、叩、听、嗅诊五种。评估时按一般状态、皮肤黏膜与浅表淋巴结、头颈部、胸部、腹部、脊柱四肢、神经系统等检查顺序进行。一般状态评估的主要内容包括生命体征、意识状态、面容与表情、营养状态、发育与体型、体位、步态等，重点注意生命体征、意识状态评估。皮肤黏膜评估要注意颜色改变及其临床意义。头颈部评估主要包括头颅与头部器官、颈部运动、颈部血管、甲状腺、气管等，重点掌握瞳孔、颈静脉怒张、甲状腺、气管等评估。肺部评估的重点内容包括：①呼吸运动强度与类型，肺源性呼吸困难类型；②语触觉颤；③肺部叩诊音变化；④正常与异常呼吸音；⑤干、湿性啰音等。心脏与血管评估重点内容包括：①心尖搏动位置、范围、强弱；②心前区外形、心前区其他部位搏动；③震颤；④心脏各瓣膜听诊区部位以及心率、节律、心音、心脏杂音、心包摩擦音听诊，重点注意第一、第二心音的区别及心脏杂音的听诊；⑤周围血管征等。腹部评估的重点内容有：①腹部外形、呼吸运动、腹壁静脉等；②腹壁紧张度、压痛与反跳痛，肝、胆、脾、膀胱触诊；③肝、肾、膀胱叩诊，移动性浊音；④肠鸣音、振水音等。脊柱评估内容有脊柱弯曲度、活动度、压痛与叩击痛等。神经系统评估内容有：①生理反射；②病理反射；③脑膜刺激征；④肌力与肌张力等。要求护士必须掌握临床常用的身体评估的内容、方法、结果判断及临床意义。

自测题

一、A 型选择题

1. 评估患者全身病变特征主要采取
   A. 视诊
   B. 触诊
   C. 叩诊
   D. 听诊
   E. 嗅诊

2. 触诊可以补充
   A. 视诊不能确定的体征
   B. 叩诊不能确定的体征
   C. 听诊不能确定的体征
   D. 嗅诊不能确定的体征
   E. 问诊不能确定的体征

3. 脉搏与临床诊断不符的是
   A. 速脉见于周围循环衰竭
   B. 交替脉见于室性期前收缩
   C. 脉搏短绌见于心房颤动
   D. 奇脉见于缩窄性心包炎
   E. 水冲脉见于主动脉瓣关闭不全

4. 左心衰竭的早期脉搏表现是
   A. 脉搏短绌
   B. 缓脉
   C. 奇脉
   D. 交替脉
   E. 水冲脉

5. Kussmaul 呼吸特征是
   A. 呼吸幅度由浅至深，再浅至停
   B. 呼吸与暂停相交替
   C. 呼吸表浅、快速
   D. 呼吸深大、频率稍快
   E. 呼吸急促、有屏气

6. 某人因脑部外伤而入院手术，术后第 2 天患者处于可以唤醒，又随后入睡、对所提问题不能正确回答的状态。该患者的意识障碍属于
   A. 昏睡
   B. 嗜睡
   C. 谵妄
   D. 浅昏迷
   E. 意识模糊

7. 某肺炎患者，体温 40℃，思维和语言不连贯，并躁动不安。此现象称为
   A. 意识模糊
   B. 精神错乱
   C. 昏睡
   D. 浅昏迷
   E. 深昏迷

8. 判断患者为浅昏迷的主要依据是
   A. 无任何自主运动
   B. 一切反射均消失
   C. 强烈疼痛刺激可出现痛苦表情
   D. 对声、光等刺激无反应
   E. 全身肌肉松弛

9. 浅昏迷和深昏迷的主要区别为
   A. 有无自主运动
   B. 角膜反射及防御反射是否存在
   C. 声、光刺激的反应
   D. 有无大、小便失禁
   E. 能否被唤醒

10. 患者面颊潮红，兴奋不安，呼吸急促，痛苦呻吟，属于
    A. 病危面容

B. 二尖瓣面容
C. 急性病容
D. 甲状腺功能亢进症面容
E. 慢性病容

11. 面容枯槁、面色苍白或铅灰、表情淡漠、眼眶凹陷称为
A. 慢性病容
B. 病危面容
C. 满月面容
D. 二尖瓣面容
E. 急性病容

12. 以下不属于营养状态良好的是
A. 体重超标
B. 皮肤有光泽
C. 皮下脂肪丰满
D. 肌肉结实
E. 毛发、指甲润泽

13. 下列一般无杵状指（趾）的是
A. 支气管扩张
B. 慢性风湿性心脏病
C. 肺脓肿
D. 支气管肺癌
E. 先天性心脏病

14. 慌张步态常见于
A. 四肢畸形
B. 小脑疾患
C. 震颤麻痹
D. 佝偻病
E. 酒精中毒

15. 以下不易出现发绀的是
A. 肺心病心力衰竭
B. 严重贫血
C. 重度 CO 中毒
D. 先天性心脏病
E. 急性呼吸道阻塞

16. 皮肤异常干燥见于
A. 脱水
B. 虚脱
C. 休克
D. 风湿热
E. 甲状腺功能亢进症

17. 扁平胸的特点是
A. 前后径小于左右径的一半
B. 前后径变长
C. 前后径与左右径相等
D. 左右径大于前后径
E. 前后径略长于左右径

18. 正常人肺部的叩诊音是
A. 清音
B. 实音
C. 鼓音
D. 过清音
E. 浊音

19. 王先生，提重物时突感左胸刺痛，查体左胸叩诊鼓音，气管移向右侧。可考虑为
A. 胸腔积液
B. 肺气肿
C. 气胸
D. 肺炎
E. 胸膜增厚

20. 发生于小支气管、音调高、伴呼气延长的啰音称为
A. 鼾音
B. 大水泡音
C. 小水泡音
D. 哮鸣音
E. 肺泡呼吸音

21. 毛细血管搏动征见于
A. 主动脉瓣狭窄
B. 主动脉瓣关闭不全
C. 二尖瓣关闭不全
D. 二尖瓣狭窄
E. 三尖瓣关闭不全

22. 胸骨右缘第二肋间所对应的瓣膜听诊区是
A. 主动脉瓣第一听诊区
B. 二尖瓣区
C. 肺动脉瓣区
D. 主动脉瓣第二听诊区
E. 三尖瓣区

23. 腹部检查方法以哪种最为重要
A. 视诊
B. 触诊
C. 听诊
D. 叩诊
E. 嗅诊

24. 检查一腹壁静脉曲张患者，脐以上血流方向由上至下，脐以下血流由上至下。该患者符合下列哪项
A. 上腔静脉阻塞
B. 下腔静脉阻塞
C. 门静脉高压或门静脉阻塞
D. 髂内静脉阻塞
E. 髂外静脉阻塞

25. 上腹部出现明显胃蠕动波，常见于
A. 急性胃炎
B. 慢性胃炎
C. 胃癌
D. 急性阑尾炎
E. 幽门梗阻

26. 腹部揉面感最多见于
A. 胃穿孔
B. 腹腔内出血
C. 急性弥漫性腹膜炎
D. 结核性腹膜炎
E. 急性阑尾炎

27. 腹部移动性浊音阳性，说明游离腹水量至少达
A. 300ml
B. 500ml
C. 800ml
D. 1000ml
E. 1500ml

28. 下列会出现肝浊音界扩大的是
A. 气胸
B. 急性重型肝炎
C. 急性胃肠穿孔
D. 肝癌
E. 肺气肿

29. 肠鸣音消失常见于
A. 大量腹水
B. 机械性肠梗阻
C. 巨大卵巢囊肿
D. 肠麻痹
E. 急性胆囊炎

30. 肝浊音界消失见于
A. 膈下脓肿
B. 急性重型肝炎
C. 急性胃肠穿孔
D. 肝硬化
E. 脂肪肝

31. 一瘫痪肢体，肌肉收缩时能在床面移动，但不能抬离床面，此肌力为
A. 1 级
B. 2 级
C. 3 级

D. 4 级
E. 5 级

32. 反跳痛的机制是
A. 腹腔内有炎症性病灶
B. 腹膜的壁层受炎症累及
C. 腹膜的脏层受炎症累及
D. 腹腔内有出血
E. 胃或肠穿孔

33. 二尖瓣狭窄最重要的体征是
A. 心尖部可触及震颤
B. 心尖区可闻及舒张期杂音
C. 心尖部 S1 亢进
D. 二尖瓣面容
E. P2 亢进并分裂

34. 指关节呈梭形肿大畸形多见于
A. 类风湿性关节炎
B. 大骨节病
C. 风湿性关节炎
D. 佝偻病
E. 软组织损伤

35. 病理反射阳性的意义是
A. 反射弧受损
B. 大脑皮质感觉区受损
C. 脊髓受损
D. 锥体束受损
E. 运动神经受损

36. 巴宾斯基征阳性的典型表现为
A. 拇趾背伸，其余各趾扇形展开
B. 脚趾均背屈
C. 脚趾均趾屈
D. 下肢迅速回收
E. 脚趾均不分开

37. 一侧肢体随意运动丧失，伴同侧中枢性面瘫及舌瘫，称为
A. 偏瘫
B. 单瘫
C. 截瘫
D. 交叉瘫
E. 轻瘫

38. 匙状指最常见于
A. 缺铁性贫血
B. 先天性心脏病
C. 甲癣
D. 风湿热
E. 支气管扩张

39. 肝-颈静脉回流征阳性，常见于
A. 左心衰竭
B. 肺气肿
C. 大量腹水
D. 右心衰竭
E. 三尖瓣关闭不全

40. Murphy 征阳性见于
A. 急性胰腺炎
B. 急性阑尾炎
C. 急性胆囊炎
D. 消化性溃疡
E. 急性肝炎

二、B 型题

（1～4 题共用备选答案）
A. 双侧瞳孔散大
B. 双侧瞳孔缩小
C. 双侧瞳孔不等大
D. 双侧瞳孔等圆等大伴对光反射正常
E. 双侧瞳孔散大伴对光反射消失

1. 脑疝
2. 阿托品中毒
3. 氯丙嗪等安眠药中毒
4. 濒死状态

（5～9 题共用备选答案）
A. 烂苹果味
B. 氨味
C. 肝臭味
D. 大蒜味
E. 痰恶臭味
5. 尿毒症
6. 敌敌畏中毒
7. 肺脓肿
8. 糖尿病酮症酸中毒
9. 肝性脑病

（10～12 题共用备选答案）
A. 潮式呼吸
B. 间停呼吸
C. 抑制性呼吸
D. 叹息样呼吸
E. 呼吸深快
10. Cheyne-Stokes 呼吸
11. 糖尿病酮症酸中毒
12. 病情危重临终前出现

（13～16 题共用备选答案）
A. 阻塞性肺气肿
B. 气胸
C. 大叶性肺炎实变期
D. 大量胸腔积液
E. 肺部肿块
13. 肺部出现管状呼吸音
14. 一侧呼吸音减弱或消失而叩诊呈浊音见于
15. 患侧叩诊出现鼓音
16. 双侧肺泡呼吸音减弱见于

（17～21 题共用备选答案）
A. 咳铁锈色痰伴肺实变
B. 桶状胸，肺部叩诊呈过清音
C. 急性发作性呼气性呼吸困难，伴哮鸣音
D. 患侧叩诊实音伴气管移位
E. 患侧叩诊鼓音伴气管移位
17. 慢性阻塞性肺气肿
18. 大叶性肺炎实变期
19. 一侧气胸
20. 一侧大量胸腔积液
21. 支气管哮喘

（22～25 题共用备选答案）
A. 短绌脉
B. 交替脉
C. 水冲脉
D. 奇脉
E. 缓脉
22. 左心功能不全时可有
23. 心包积液时可有
24. 心房颤动时可有
25. 主动脉瓣关闭不全时可有

（26～28 题共用备选答案）
A. 腹壁静脉曲张以脐为中心向四周放射
B. 腹壁静脉血流方向自下而上
C. 腹壁静脉血流方向自上而下
D. 腹壁静脉血流方向无明显规律性
E. 腹壁静脉血流方向从四周向脐放射
26. 门静脉高压
27. 上腔静脉梗阻
28. 下腔静脉梗阻

（29～30 题共用备选答案）
A. 左房增大
B. 右室增大
C. 左室增大
D. 全心增大
E. 右房增大
29. 心尖搏动向左移位见于
30. 心尖搏动向左下移位见于

第五章　临床常用实验室检查

学习目标

1. 掌握临床常用实验室检查的标本采集方法、正常参考值及异常结果的临床意义。
2. 认识常用实验室检查在健康评估中的应用。
3. 熟悉常用实验室检查的目的与意义。

案例

王军，男性，70岁，活动后胸闷3年，每次持续10分钟左右，含服硝酸甘油后迅速缓解，今晨出现剧烈胸痛，持续时间长，伴有出冷汗、呕吐，含服硝酸甘油无效。该患者最可能的疾病是什么？哪些化验检查项目有助于确诊？

实验室检查是综合运用各种物理学、化学、生物化学、微生物学等方法和技术对患者的血液、体液、分泌物、排泄物等标本进行检验，获取反映机体功能状态、病理变化或病因等客观资料，结合其他临床资料综合分析来帮助诊断及鉴别诊断、观察病情、制订防治措施、判断预后等。它是健康评估的一个重要组成部分。实验室检查与临床护理密切相关，一方面大部分实验室检查标本由护士采集；另一方面检验结果可协助和指导护士观察、判断病情，做出护理诊断。但实验室检查也存在一定的局限性，检验结果会受到检验方法的灵敏度、特异性的影响；患者处于不同的生理、病理情况下，机体的反应性不同，会出现不同的检验结果；标本采集、储存、运送过程中的因素也可能影响检验结果等。护士在解释检验结果时，必须结合其他临床资料全面考虑，动态观察，才能得出较为正确的判断。

第一节　标本的采集与处理

完整的检验过程包括：临床医生选择试验、患者准备、采集标本、运送标本、实验室接收和处理标本、分析测定标本、核实与确认检验结果、发出检验报告、临床反馈信息等。临床护士是检验申请的执行者，在检验质量保证中起着非常重要的作用。

一、检验标本种类

实验室检查所用的标本种类很多，包括：①血液；②尿液；③粪便；④其他体液，如脑脊液、浆膜腔积液、痰液、胃液、十二指肠引流液、阴道分泌物、精液、前列腺液及感染时的分泌物如脓液等，有时甚至还会检查泪液、汗液。应根据检测项目和目的选择合适的标本种类，确保试验的准确性。本节将重点介绍血液标本的采集与处理。

二、血液标本种类

根据血液标本的性质可将其分为以下三种类型：

1. 全血　加入抗凝剂，阻止血液凝固，所得血标本包括了血细胞和血浆两部分。全血主要用于血细胞成分等检查。

2. 血浆　于血液中加入抗凝剂，防止血液凝固，经离心后分离出的上层液体即为血浆。有关凝血因子的检查必须采用血浆标本，部分临床化学检查也可用血浆进行。由于不必等候血液凝固，可以节约时间，较快地分离出血浆，故有利于急诊检查时代替血清应用。

3. 血清　不加抗凝剂的血液，凝固后经离心所得的上层液体。血清可用于大部分临床化学及免疫学等试验。

三、血液标本采血部位

1. 毛细血管采血　毛细血管采血较少用，可用于静脉采血困难而需血量较少的检测项目，如血液一般检查及部分床旁检测项目。成人首选采血部位是手指，以前也用耳垂，其疼痛感较轻，操作方便，但血液循环较差，且易受外界气温影响，血细胞计数结果不稳定，与静脉血细胞计数存在较大差异，现已少用。手指采血操作亦较方便，检验结果较为恒定，但某些试验结果仍与静脉血存在一定差异。婴幼儿可于足跟处采血。毛细血管采血时易混入组织液，也影响检验结果，故应尽量使用静脉血。

2. 静脉采血　静脉血是应用最多的标本，用静脉穿刺术取得。成人首选采血部位是肘部静脉，肘部静脉不明显时，可用腕部或踝部等处静脉，幼儿可于颈外静脉采血。

3. 动脉采血　常用于血气分析。多在肱动脉、桡动脉或股动脉处穿刺，采集的血液标本必须与空气隔离，立即送检。

四、采血前准备

（一）生理因素对检验结果的影响

1. 年龄　由于年龄变化会影响检验结果，临床上应针对不同年龄段制定不同的参考值，而不能使用相同的参考值。

2. 性别　性别不同可引起检验结果不同，临床上应根据不同性别制定不同参考值。

3. 体重　肥胖者尿酸、胆固醇、胰岛素较正常者高，肥胖男性较消瘦者有更高水平的肌酐、尿酸、总蛋白等。

4. 生理节奏　人体体液内很多物质在全天中有生理节奏变化，如：皮质醇呈昼夜节律，清晨 6 点出现峰值，午夜降至谷底；生长激素在清晨最低，睡眠中升高；白细胞早晨较低，下午较高，日间最大可相差 1 倍；嗜酸性粒细胞白天低，夜间高，上午波动大，下午较恒定等。对于时间差异，应统一采集标本的时间，可避免随时间变化呈节律性改变的检验结果误差。

5. 季节变化　夏季日光照射充足，维生素 D 水平较高。总胆固醇在冬季比夏季高。患者在不同季节检查时，应考虑季节变化带来的影响。

6. 海拔高度　高原地区居民红细胞数和血红蛋白含量高于平原地区。

7. 月经　月经周期的不同时期，与女性相关的各种激素含量不同，如雌二醇、促卵泡激素、促黄体生成素、黄体酮等。临床上应随月经周期制定不同的参考值。

8. 妊娠　妊娠时血容量增加导致血液稀释、代谢需求增加、胎盘合成甲胎蛋白、碱性磷酸酶等都会影响检验结果。

（二）生活因素对检验结果的影响

1. 饮食　饮食可影响很多检验结果，如非素食者的尿酸、尿素和氨的血清水平较素食者高。餐后血糖、甘油三酯明显增高，进餐后导致的脂血混浊也可干扰光学指标而影响测定结果。一般临床化学检验要求空腹采血，指禁食至少 8h 后采血，一般多在晨起早餐前采血。另外，空腹时间过长可导致体内某些成分过度下降及一些代谢产物升高。

2. 饮酒　饮酒后 2～4h 血糖降低，乳酸升高，严重者导致代谢性酸中毒。大量饮酒还可改变血脂水平。

3. 吸烟　长期吸烟者血中碳氧血红蛋白浓度升高；吸烟者平均白细胞计数可高于非吸烟者 30％；吸烟者可使生长激素、皮质醇、肾上腺素、癌胚抗原等水平升高。

4. 体位　成人在站位时比卧位时血容量可减少约 10％，但因为只有无蛋白质的水溶液才能通过毛细血管壁，故血浆减少量比血容量更显著。由于血浆液体减少，血浆蛋白质浓度就相对增加了，这也包括了所有与蛋白质有关的物质如酶、蛋白质激素、与蛋白质结合的药物、钙、胆红素等。这种变化还受体位变化时间、血压高低、血浆蛋白浓度、年龄等许多其他因素影响。对同一个患者，最好每次都在相同体位采血，以便比较。

5. 运动　运动引起的体液变化与运动强度、时间长短相关。骨骼肌代谢增加可使血丙酮酸和乳酸增加，即使轻微运动也可使血乳酸增加 2 倍，剧烈运动时可增加 10 倍以上。运动时可使血浆中源于骨骼肌的酶，如天冬氨酸氨基转移酶、乳酸脱氢酶、肌酸激酶等有轻度增加。运动可使血胆固醇和甘油三酯持续降低数日。此外，葡萄糖耐量、血浆蛋白质、纤溶活性等也有改变。

6. 应激　在紧张、恐惧、兴奋、寒冷等应激状态下，肾上腺素、去甲肾上腺素、糖皮质激素、生长激素等升高，而胰岛素降低，引起红细胞、白细胞增多，嗜酸性粒细胞减少。

7. 药物　某些药物本身或其代谢物因颜色、荧光、氧化还原等会干扰检测过程，影响检验结果，故在采集标本前，应暂停使用对检验结果有直接影响的药物，或注明使用的药物，便于检验人员审核结果。

（三）正确选择抗凝剂

抗凝剂种类很多，性质不同，作用各异，临床上应根据检验目的来选择合适的抗凝剂才能取得准确的检验结果。常用的抗凝剂有：

1. 乙二胺四乙酸（EDTA）盐　主要用于血液学方面的检查，有 EDTA 二钠、二钾及三钾盐，它们都能与钙离子形成螯合物，阻止血液凝固。国际血液学标准化委员会（ICSH）推荐血细胞计数用 EDTA 二钾盐作抗凝剂，EDTA 盐对红、白细胞形态影响都很小，由于二钠盐的溶解度明显低于二钾盐，抗凝速度慢，故临床上多用二钾盐。EDTA 影响血小板聚集，不适于凝血及血小板功能试验。EDTA 盐经 100℃烘干，抗凝作用不变，故 EDTA 盐干粉或液体均可使用。

2. 枸橼酸钠　枸橼酸盐可与钙离子形成螯合物，阻止血液凝固。枸橼酸钠对血液因子Ⅴ、Ⅷ有较好的保护作用，故常用于凝血试验；也用于红细胞沉降率测定。

凝血功能检查时，常用带有两个结晶水的枸橼酸钠配制成浓度为 109mmol/L（32g/L）

的溶液。抗凝剂在血标本中的绝对含量可改变血浆中钙离子浓度，进而影响试验结果。一般以抗凝剂与血液按 1∶9 比例混合，这个比例实际上是指抗凝剂与正常血细胞比容（Hct）条件下所含血浆的比例而言，故 Hct 异常时，应根据患者 Hct 来计算抗凝剂的用量：抗凝剂用量约等于 0. 00185×血量（ml）×（100－患者 Hct）。

枸橼酸钠也是输血保养液中最适合的抗凝剂。

3. 肝素　是一种含硫酸基团的黏多糖，可加强抗凝血酶Ⅲ灭活丝氨酸蛋白酶，阻止凝血酶形成而达到抗凝作用，现有肝素钠盐、钾盐及锂盐。肝素是红细胞渗透脆性试验理想的抗凝剂，也适用于临床化学指标的检查，但不适合做血液一般检验。

4. 氟化钠　氟化钠虽然也有弱抗凝作用，但通常把它作为血葡萄糖的保护剂使用，它能抑制糖酵解作用中酶的作用，而保护葡萄糖在不能及时测定时不降低。

（四）正确选择采血容器

真空定量采血系统已广泛使用，它包括穿刺针和真空试管两部分，试管内根据不同检验目的已加入了一定量的特定试剂，如抗凝剂、促凝剂或防腐剂等（表 5－1）。这种封闭式定量采血器的主要优点有：①符合卫生要求，不易造成环境污染，特别是减少操作者感染机会；②采血量准确，试管内一定量的负压决定了采血量的多少，对于要求抽血量准确的项目尤为重要，如红细胞沉降率测定要求血液与抗凝剂的比例为 4∶1；血浆凝血酶原时间测定要求血液与抗凝剂比例为 9∶1 等；③血液与抗凝剂容易混匀，抗凝作用完全；④含促凝剂或分离胶的真空采血管能快速分离出血清；⑤各种采血管颜色标记清楚，不易搞错；⑥有利于标本的储存和运输。

注意：在应用此类采血管时不能发生错误，也不能把一管内的血液污染到另一管内，因为不同管内含有不同的试剂，使用不当会造成测定结果错误，例如即使污染一滴紫色盖试管（含高浓度的 EDTA 钾盐）内的血液，就会使血钾明显升高，而钙和镁明显降低，同时肌酸激酶和碱性磷酸酶活性降低。

表 5－1　真空采血管内所含添加剂及用途

采血管盖子颜色	添加剂	用途
红色	促凝剂	生成血清，用于大多数化学试验
黄色	促凝剂/分离胶	生成血清，用于大多数化学试验
绿色	肝素	生成血浆，用于大多数化学试验
紫色	EDTA	血细胞计数
蓝色	枸橼酸钠	凝血试验
黑色	枸橼酸钠	血沉测定
灰色	氯化钠/草酸钙	葡萄糖、乳酸测定（当不能及时测定时）

（五）采血前要核实患者资料

在采血前要核实患者姓名、年龄、性别、病历号、病房号、病床号、临床诊断等，在合适的采血容器上做好标记（如条形码或手工标记）。所有这些都很重要，稍有不慎，就可能采错标本或造成张冠李戴情况，甚至发生不可挽救的错误。

五、采血中的影响因素

（一）止血带的应用

采血时多需要用止血带，但止血带会使静脉闭锁而带来一些不利影响，主要原因是：

1. 液体丢失　当大静脉的血流被止血带压迫阻塞时，可引起静脉滤过压升高，使得液体和低分子量的物质通过毛细血管而使血液相对浓缩，其在1分钟内变化很轻微，但在3分钟后就很明显，有些已超过测定方法的分析变异范围了。如采用定量真空采血器，第1针抽出的血液最靠近止血带处的血液，其成分最能代表血循环成分，再继续抽出的血液就是小静脉和毛细血管的血液，就明显的显示出静脉淤血的变化了。如第1管血液蛋白增加约5%，而第3管血就可能增加10%。据说3分钟的淤血足以使蛋白质及蛋白质结合物增加15%。总之，止血带压迫时间越长，引起的变化就越大，故应尽量缩短止血带压迫时间。

2. 细胞内含物的漏出　止血带使静脉压持续升高时，流到组织的新鲜血液减少，但细胞代谢还继续进行，这样会使静脉内的代谢产物如乳酸等增加，乳酸堆积会使钾从细胞中漏出，使血钾升高。肌肉的代谢比较活跃，在采血时让患者握拳、松拳的动作会增加其代谢速率，据说使用止血带并用力握拳1分钟可使血浆钾升高（1～1.5）mmol/L。若压迫时间过长，可导致纤溶系统被激活、血小板活化及某些凝血因子活性增强等。

（二）防止溶血

采血过程中可人为引起溶血，其原因有：①采血用的注射器或试管潮湿；②静脉穿刺血流不顺利；③穿刺处消毒所用酒精未干即采血、注射器和针头连接不紧、采血时有空气进入或产生泡沫等；④混匀含添加剂的试管时用力过猛或运输时动作过大；⑤相对试管中的添加剂来说采血量不足，引起渗透压改变；⑥皮肤穿刺时，为增加血流而挤压穿刺部位或从皮肤上直接取血；⑦盛血的试管质量粗糙，运输过程中挤压血细胞等。溶血可使细胞破坏、血红蛋白和细胞的内容物漏出，对很多检验结果都可能有影响，如：红细胞数、血细胞比容降低；细胞内钾、磷、乳酸脱氢酶、转氨酶等漏出后均可引起假性升高。

（三）输液、输血的影响

严禁在输液同侧采血，不要利用原有输液针头采血，最好避免在输液过程中采血，如在输液同侧采血可由于血液稀释，使蛋白质、尿素、肌酐、氯化物等明显降低，而血糖、血钾等明显升高。输入库存血会导致血钾升高，因为随着血液保存时间的延长，钾离子会逐渐从细胞内逸出。

六、采血后的影响因素

（一）防止物质分解

血液离体后会迅速发生许多变化，导致各种成分的含量有所改变，如血液放置后血葡萄糖会很快分解降低，丙酮酸也极不稳定；血标本在室温久置后，一些酶的活性也会下降；血细胞中的磷酸酶能水解标本中的磷酸酯而使无机磷含量增加等。用血细胞分析仪进行血细胞计数，血液标本在室温下保存，红细胞、白细胞及血小板检测参数可稳定24h，白细胞分类可稳定6～8h，血红蛋白可稳定数日。但如果用显微镜进行白细胞分类，因2h后粒细胞形态即有改变，故应及时推制血涂片。一般说4℃条件可延长血液储存期，但血小板不宜在低温下储存，否则影响其计数。保存温度和时间对凝血因子检查尤为重要，例如Ⅷ因子应在采血后立刻测定，如果放4℃冰箱内24h，其活性则仅余5%。

（二）防止气体逸出

血液与空气接触后二氧化碳迅速逸出并吸收入氧，使血 pH 和氧分压结果改变，因此测定血气时应避免血液和空气接触并置于含冰的容器内，及时送检。

总之，标本的采集和处理在整个保证试验质量方面占有很重要的地位，护士必须了解各个试验的要求，并认真执行。

第二节　血液检查

血液是由血细胞和血浆组成的红色液体，流动于血管，循环于全身，直接或间接与机体所有组织器官发生联系。血液中各成分数量或质量的改变，往往可反映血液系统疾病情况。因此，血液及骨髓检查往往是血液系统疾病明确诊断的重要环节，结合病史、临床表现，对血液系统及其相关疾病的诊断、鉴别诊断、选择治疗方案、预后判断、健康评估等有重要意义。

血液一般检验主要是对外周血液细胞成分（红细胞、白细胞及血小板）的数量和质量进行检查，临床常用的一些试验包括：全血细胞计数、白细胞分类计数、网织红细胞计数、红细胞沉降率测定等。血液一般检验取材方便、操作简单快捷，具有较普遍的临床意义。血液细胞计数已成为临床各科疾病筛查、诊断等的首选试验。

一、标本采集

以前常用耳垂或手指末梢血做血液一般检验，现在除了新生儿采血困难、肿瘤化疗患者需要反复采血外，其他患者普遍采用静脉血做血液一般检验，用 EDTA－K2 或 EDTA－K3 抗凝，若用真空采血，可用紫色盖的真空抗凝管采血。

二、检测方法

现广泛采用自动化血液细胞分析仪进行检测，操作简便快捷、结果准确、精密度高、用血量少，能完成多项参数的分析，但对于血细胞形态的识别，如特殊病例标本存在原始或幼稚细胞时，还需要显微镜下人工复片。

三、血液常规检查

血液常规检查是指对患者周围血液中红细胞和白细胞数量及质量的检验，现在临床上血液常规项目包括红细胞计数（RBC）、血红蛋白测定（Hb）、红细胞平均值测定、红细胞形态学检查、白细胞计数（WBC）及分类计数（DC）、血小板计数（BPC）、血小板平均值测定等 21 项内容，是临床应用最广泛的检验项目之一。

（一）红细胞（RBC）计数和血红蛋白（Hb）测定

1. 参考值　见表 5－2。

表 5－2　红细胞（RBC）计数和血红蛋白（Hb）测定参考值

	红细胞计数（$\times 10^{12}$/L）	血红蛋白量（g/L）
成年男性	4.0～5.5	120～160
成年女性	3.5～5.0	110～150
新生儿	6.0～7.0	170～200

2. 临床意义

（1）红细胞和血红蛋白增多

1）相对增多：由血液浓缩引起，见于严重呕吐、腹泻、大面积烧伤、出汗过多等。

2）绝对增多：多由组织缺氧致红细胞代偿性生成增多，少数由造血系统疾病所致。①生理性增多：见于新生儿、高原居民或剧烈运动等；②病理性增多：见于严重的慢性心肺疾病（如发绀型先天性心脏病、肺源性心脏病），真性红细胞增多症等。

（2）红细胞和血红蛋白减少：单位容积循环血液中红细胞数血红蛋白量及血细胞比容低于参考值下限，称贫血。以血红蛋白为标准，成年男性血红蛋白＜120g/L，成年女性＜110g/L，即认为有贫血。生理情况下见于15岁以前儿童、妊娠中晚期和部分老年人。病理情况下见于缺铁性贫血、再生障碍性贫血、溶血性贫血和失血性贫血。

（二）白细胞计数及分类计数

1. 参考值

（1）白细胞计数

成人：（4～10）$\times 10^9$/L；新生儿：（15～20）$\times 10^9$/L；6个月～2岁：（11～12）$\times 10^9$/L。

（2）白细胞分类计数　见表5-3。

表5-3　白细胞分类计数参考值

白细胞类型	百分数（%）	绝对值（$\times 10^9$/L）
中性杆状核粒细胞（st）	1%～5%	0.04～0.5
中性分叶核粒细胞（sg）	50%～70%	2～7
嗜酸性粒细胞（E）	0.5%～5%	0.02～0.5
嗜碱性粒细胞（B）	0%～1%	0～0.1
淋巴细胞（L）	20%～40%	0.8～4
单核细胞（M）	3%～8%	0.12～0.8

2. 临床意义　白细胞数高于10×10^9/L称白细胞增多，低于4×10^9/L称白细胞减少。白细胞数增减主要受中性粒细胞影响，因此，白细胞增减与中性粒细胞的增多或减少密切相关，且临床意义基本相同。中性粒细胞绝对值低于1.5×10^9/L称为粒细胞减少症，中性粒细胞绝对值低于0.5×10^9/L称为粒细胞缺乏症。

（1）中性粒细胞

1）中性粒细胞增多：见于：①生理性增多：新生儿、妊娠及分娩时、寒冷、饱餐、剧烈运动等，多为一过性；②病理性增多：急性感染，尤其是化脓性球菌（如金黄色葡萄球菌、溶血性链球菌等）引起的局部或全身性感染；严重组织损伤或坏死，如大手术后、严重外伤、大面积烧伤、急性心肌梗死等；急性大出血；急性溶血；中毒，包括尿毒症、糖尿病酮症酸中毒、化学物质或药物中毒（如铅、汞、安眠药等）；非造血系统恶性肿瘤、白血病等。

2）中性粒细胞减少：见于：①感染性疾病：病毒性感染（如病毒性肝炎、流感、风疹等），细菌感染（如伤寒）；②血液系统疾病：再生障碍性贫血、粒细胞缺乏症、部分急性白血病等；③理化因素：苯、铅、汞中毒，应用抗肿瘤、抗甲状腺药物、X线照射等；④其他：脾功能亢进、过敏性休克、某些自身免疫性疾病等。

3）中性粒细胞核象变化：正常人周围血液中的中性粒细胞以3叶的分叶核占多数，可见少量杆状核，杆状核与分叶核的正常比值为1∶13。病理情况下，中性粒细胞核象可发生变化，出现核左移或核右移现象。①核左移：周围血液中出现不分叶核粒细胞（包括杆状核粒细胞及幼稚阶段的粒细胞）的百分数超过5%时，称为核左移。常见于急性化脓性感染、急性中毒及急性溶血反应；②核右移：周围血液中5叶以上的粒细胞超过3%时称为核右移。常见于造血功能衰退、巨幼红细胞性贫血、应用抗代谢药物。

（2）嗜酸性粒细胞（E）

1）嗜酸性粒细胞增多：见于：①变态反应性疾病：支气管哮喘、荨麻疹等；②寄生虫病：血吸虫病、蛔虫病等；皮肤病如湿疹、牛皮癣等；③血液病：淋巴瘤、慢性粒细胞白血病等。

2）嗜酸性粒细胞减少：见于伤寒、副伤寒以及长期应用肾上腺皮质激素患者。

（3）嗜碱性粒细胞（B）

1）嗜碱性粒细胞增多：常见于慢性粒细胞性白血病、嗜碱性粒细胞白血病、恶性肿瘤转移、骨髓纤维化、药物与食物所致超敏反应等。

2）嗜碱性粒细胞减少：无临床意义。

（4）淋巴细胞（L）儿童淋巴细胞常有生理性增多（出生4～6天到6～7岁）。

1）成人淋巴细胞增多：见于病毒、结核、传染性单核细胞增多症等感染性疾病及淋巴细胞性白血病、淋巴瘤、自身免疫性疾病、移植物抗宿主反应等。

2）淋巴细胞减少：见于放射病、免疫缺陷病、应用烷化剂及肾上腺皮质激素等。

（5）单核细胞（M）

1）单核细胞增多：见于：①生理性增多：婴幼儿及儿童；②病理性增多：疟疾、肺结核、单核细胞性白血病、淋巴瘤、急性感染恢复期等。

2）单核细胞减少：一般无临床意义。

（三）血小板计数（BPC）

1. 参考值（100～300）$\times 10^9$/L。

2. 临床意义

（1）血小板减少：血小板低于100×10^9/L称血小板减少。见于：①血小板生成障碍：再生障碍性贫血、白血病、放射线损伤等；②血小板破坏过多：特发性血小板减少性紫癜、脾功能亢进等；③血小板消耗增加：弥散性血管内凝血。

（2）血小板增多：见于：①骨髓增生性疾病：慢性粒细胞白血病、真性红细胞增多症、特发性血小板增多症；②反应性增多：急慢性炎症、急性失血或溶血等。

四、其他常用血液检查

其他常用血液检查包括：红细胞比积（Hct）、网织红细胞计数（Ret）、血块收缩试验（CRT）、出血时间测定（BT）、凝血时间测定（CT）、凝血酶原时间（PT）测定、APTT测定、FDP、D-Dimer测定、红细胞沉降率（ESR）等，具体介绍如下：

（一）红细胞比积（Hct）测定

红细胞比积测定又称血细胞比容测定，是指血细胞在血液中所占容积的比值。

1. 参考值　温氏法：成年男性：0.40～0.50L/L；成年女性：0.37～0.48L/L；新生

儿：0.47～0.67L/L。

2. 临床意义　红细胞比积除了受血容量影响外，还与红细胞大小和数量有关。

（1）红细胞比积增高：见于真性红细胞增多症及各种原因所致血液浓缩，如脱水、腹泻、烧伤等。

（2）红细胞比积减低：见于各种贫血。由于贫血类型不同，红细胞比积改变与红细胞数量不一定成正比，临床上应将红细胞计数、血红蛋白量和红细胞比积三项检验结果进行综合评估。

（二）网织红细胞计数（Ret）

网织红细胞是一种未完全成熟的过渡型红细胞，其数量增减可反映骨髓的造血功能。

1. 参考值　见表5-4。

表5-4　网织红细胞计数（Ret）参考值

	比值	百分数	绝对值
成人	0.005～0.015	0.5%～1.5%	（24～84）$\times 10^9$/L
新生儿	0.02～0.06	2%～6%	（96～288）$\times 10^9$/L

2. 临床意义

（1）网织红细胞增多：①提示骨髓造血功能旺盛：见于各种增生性贫血，如溶血性贫血、急性失血性贫血等，以溶血性贫血最显著；②判断抗贫血治疗疗效：缺铁性贫血和巨幼红细胞性贫血治疗有效时，网织红细胞可迅速增多。

（2）网织红细胞减少：提示骨髓造血功能低下，如再生障碍性贫血。

（三）血块收缩试验（CRT）

通过测定血液凝固后出现血凝块收缩所需要的时间，了解血小板的数量与功能。

1. 标本采集法　静脉采血1ml，注入清洁干燥试管内并记录时间。

2. 参考值　血液凝固后30～60min开始收缩，24h内完全收缩。血块收缩率（析出血清量与全血量之比）为48%～64%。

3. 临床意义　血块收缩不良见于血小板减少或功能异常，如特发性或继发性血小板减少性紫癜、血小板无力症等。

（四）出血时间测定（BT）

出血时间是指皮肤损伤出血到自然停止出血所需的时间。通过观察从皮肤损伤出血到自然停止所需的时间，了解血小板数量、功能及血管壁的结构与功能状况。

1. 标本采集法　用采血针刺破指端微血管，观察出血停止所需的时间。

2. 参考值　Duke法：1～3min，>4min为异常。

3. 临床意义　出血时间延长见于血小板减少或功能异常，如原发性或继发性血小板减少性紫癜、血小板无力症等。也可见于毛细血管壁结构或功能异常，如尿毒症、维生素C缺乏症等。

（五）凝血时间（CT）测定

通过测定离体的血液发生凝固所需的时间，了解内源性凝血机制有无异常。

1. 标本采集法　试管法：静脉采血3ml，立刻记录时间。

2. 参考值　试管法：4～12min。

3. 临床意义　凝血时间延长见于血友病、严重肝病、弥散性血管内凝血、应用肝素等抗凝药物。

（六）凝血酶原时间（PT）测定

在血浆中加入组织因子和钙溶液后测定血浆凝固所需的时间。了解外源性凝血机制有无异常。

1. 标本采集法　用蓝色真空采血管（抗凝）静脉采血。

2. 参考值　11～13s，超过正常对照 3s 以上有临床意义。

3. 临床意义

（1）凝血酶原时间延长：见于严重肝病、阻塞性黄疸、维生素 K 缺乏等。

（2）凝血酶原时间缩短：见于血液高凝状态，如 DIC 早期、脑血栓形成等。

（七）活化部分凝血活酶时间测定（APTT）

在乏血小板血浆中加入部分凝血活酶、Ca^{2+} 及接触因子的激活刘（如白陶土、鞣花酸、二氧化硅等）观察凝固的时间即活化部分凝血活酶时间（APTT）。本试验常作为内源性凝血活性的综合性筛查指标。

1. 参考值　30～45 秒，超过正常对照 10 秒以上有临床意义。

2. 临床意义

（1）APTT 延长见于：①先天性凝血因子异常，如血友病；②后天性凝血因子缺乏，如严重肝病、维生素 K 缺乏、DIC、纤溶亢进；③循环抗凝物增加，如系统性红斑狼疮；④普通肝素抗凝治疗的监测。

（2）APTT 缩短见于：DIC 高凝期及其他血栓性疾病等。

（八）FDP、D-Dimer 测定

在原发性纤溶时，纤维蛋白原在纤溶酶的作用下，经过中间分解产物 X 和 Y 片段，最后生成两个 D 片段和一个 E 片段。在继发性纤溶时，纤维蛋白在纤溶酶的作用下，生成 D 二聚体（D-Dimer）和 E 片段。其中 D-Dimer 是继发性纤溶的标志。纤维蛋白（原）降解产物（FDP）在原发性和继发性纤溶时升高。

1. 参考值　FDP：＜5mg/L　D-Dimer：＜0.3mg/L

2. 临床意义

（1）FDP 增高：是体内纤溶亢进的标志，但不能鉴别原发性和继发性。

（2）D-Dimer：是继发性纤溶的标志物，DIC 时，血浆 FDP 和 D-Dimer 均显著增高，两者联合测定更有利于提高 DIC 实验诊断的敏感性和特异性。

（九）凝血酶时间测定

在乏血小板血浆中加入标准凝血酶溶液，测定凝固时间即凝血酶时间（TT）。

1. 参考值　16～18 秒，超过正常对照 3 秒以上有临床意义。

2. 临床意义　TT 延长可见于：①低（无）纤维蛋白原血症、异常纤维蛋白原血症；②纤溶亢进，FDP 增多，如 DIC 时；③肝素样抗凝物质增多，如严重肝病、胰腺疾病及过敏性休克；④血循环中抗凝血酶Ⅲ（AT－Ⅲ）活性明显增强；⑤普通肝素抗凝治疗及溶栓治疗的监测。

（注：根据所用试剂、依器等不同，PT、APTT、TT 参考值有较大差异，建议应建立本实验室的参考值。）

（十）红细胞沉降率（ESR）测定

红细胞沉降率简称血沉，是指红细胞在一定条件下沉降的速率。在正常情况下血流中红细胞膜表面带负电荷，它们互相排斥，不易凝集，沉降缓慢。当血浆中带有正电荷的不对称的大分子物质如球蛋白、纤维蛋白增加时，红细胞外表电荷被减弱使之易于凝集，血沉加速。

1. 标本采集法　抽取静脉血，与抗凝剂（3.2%拘橼酶钠）按4∶1的比例混匀送检。

2. 参考值　魏氏法：成年男性：0～15 mm/1h末，成年女性：0～20 mm/1h末。

3. 临床意义　血沉减慢临床意义较小，血沉增快无特异性，必须结合临床资料才能判断其临床意义。

（1）生理性增快：见于12岁以下儿童、60岁以上老年、妇女月经期或妊娠3个月以上。

（2）病理性增快

1）各种炎症：急性细菌性炎症、结核病活动期、风湿热活动期等。

2）严重的组织损伤及坏死：大手术、急性心肌梗死、大面积烧伤等。但心绞痛时血沉正常。

3）恶性肿瘤：恶性肿瘤血沉增快，治疗效果明显时，血沉渐趋正常；恶性肿瘤复发或转移时血沉也可增快。但良性肿瘤血沉多正常。

4）其他疾病：各种贫血、高胆固醇血症、高球蛋白血症等。

第三节　尿液检查

尿液是血液经过肾小球滤过、肾小管和集合管重吸收和排泌所产生的终末代谢产物。尿液成分和性状能反映机体代谢及各系统功能状态，尤其与泌尿系统疾病密切相关。因此，尿液检查对多种疾病的诊断，病情与疗效观察及用药监护都有重要作用。

一、尿液常规检查

（一）标本采集法

正确收集、留取、保存尿标本和准确记录尿量，对保证检验结果的可靠性十分重要。因此在采集尿标本的过程中，要注意以下方面：

1. 容器要清洁，避免污染　使用一次性专用的有盖塑料容器留取新鲜尿液。不可混有粪便，男性患者避免混入前列腺液和精液，女性患者避免混入经血或阴道分泌物。

2. 时间　从标本收集到检验完成所间隔的时间，夏天不应超过1小时，冬天不应超过2小时，以免细菌污染和原有的各种成分改变。

3. 标本种类

（1）晨尿：早晨第一次尿，因尿液在膀胱内存留时间长，各种成分浓缩，可获得较多的信息，如蛋白、细胞和管型等。因此，晨尿是最理想的尿液常规检查标本，留尿50～100ml。

（2）随机尿：患者任何时间内自然排泄的尿液，此类标本最适合门诊、急诊患者。餐后2小时留尿，对病理性糖尿、蛋白质检测较敏感。

（3）定时尿：适用于一日之内尿液成分波动较大、用随机尿标本难以确定其参考值范围的多种化学物质的检测。最常用的是24h尿，第一天早晨8时排空膀胱，弃去尿液，至第二天早晨8时，收集24h内所有的尿液。主要用于尿中有形成分计数及蛋白、糖等的检验。

（4）中段尿：用0.1%的新洁尔灭消毒外阴和尿道口，收集中段尿于清洁、无菌容器中，主要用于细菌培养和药物敏感试验。

4. 标本保存　尿标本如不能及时检查，需作适当保存，常用方法有冷藏法和化学法。冷藏以4℃为好，避免结冰；化学法可选用甲苯、甲醛、浓盐酸等防腐剂。

（二）检查项目及临床意义

尿常规检查包括一般性状检查、化学检查、显微镜检查。

1. 一般性状检查

（1）尿量：健康成人为1000～2000ml/24h，尿量多少与饮水量及疾病因素等有关。

1）多尿：尿量＞2500ml/24h称为多尿。见于：①生理性多尿：饮水过多、受寒等；②病理性多尿：尿崩症、糖尿病、肾脏疾病等；③利尿药的使用。

2）少尿或无尿：尿量＜400ml/24h或＜17ml/h称为少尿，＜100ml/24h称为无尿，＜50ml/24h称为尿闭。常见病因：①肾前性少尿：各种原因所致休克、严重脱水、右心衰竭等；②肾性少尿：各种肾实质性病变如急性肾小球肾炎、慢性肾衰竭等；③肾后性少尿：各种原因所致尿路梗阻。

（2）尿液外观：正常尿液为淡黄色至深黄色透明液体，颜色的深浅受某些食物、药物和尿量等因素影响。常见的病理情况有：

1）淡红色或红色：每升尿液中含血量超过1 ml，尿液外观呈淡红色、红色、洗肉水样或混有血凝块，称为肉眼血尿。见于泌尿系统感染、结核、肿瘤、损伤及出血性疾病等。

2）浓茶色或酱油色：由于血红蛋白或肌红蛋白出现于尿中，尿呈浓茶色或酱油色，镜检无红细胞但隐血试验阳性，称为血红蛋白或肌红蛋白尿。见于血型不合的输血反应、阵发性睡眠性血红蛋白尿、进食卟啉类食物色素等。正常人剧烈运动后也可偶见肌红蛋白尿。

3）黄色：尿液中含有大量的结合胆红素，尿液呈深黄色改变，振荡后出现泡沫也呈黄色，称为胆红素尿。见于阻塞性黄疸及肝细胞性黄疸。尿液浓缩、服用呋喃唑酮、维生素B2、大黄等药物后尿色也呈黄色，但尿泡沫不黄，胆红素定性试验阴性。

4）白色混浊：新鲜尿液呈云雾状或白色混浊，经检验白细胞增多或找到细菌称脓尿或菌尿。见于泌尿系统感染，如肾盂肾炎、膀胱炎、尿道炎等。

5）乳糜尿：尿液呈乳白色混浊，见于丝虫病、肾周围淋巴管阻塞等。

（3）气味：正常尿液因含有挥发性的酸性物质而呈芳香气味，久置后有氨臭味。如新鲜尿液有氨臭味见于膀胱炎及尿潴留。糖尿病酮症酸中毒可有烂苹果气味。有机磷中毒，尿液有蒜臭味。进食葱、蒜等含特殊气味的食品过多时，尿液也可出现相应的特殊气味。

（4）酸碱反应：正常尿液pH多在6.0～6.5，波动在4.5～8.0之间。正常尿液酸碱度受饮食影响，肉食为主者尿液偏酸性，素食者尿液偏碱性。病理状态下，尿酸度增高见于酸中毒、糖尿病、高热、痛风或口服维生素C等酸性药物；尿碱度增高见于碱中毒、膀胱炎及服用利尿剂等。

（5）尿液比重：尿比重是指在4℃时，同体积尿与纯水的重量比，一般在1.015～1.025之间。晨尿最高，一般大于1.020，婴幼儿尿比重偏低。病理状态下，尿比重增高见于血容量不足导致的肾前性少尿、糖尿病、急性肾小球肾炎等；尿比重降低见于慢性肾衰竭、尿崩症、慢性肾小球肾炎等。

2. 化学检查

（1）尿蛋白质定性检验：正常人尿蛋白质定性检验呈阴性，尿蛋白质定性试验呈阳性反应时称为蛋白尿。

1）生理性蛋白尿：指泌尿系统无器质性病变，尿内暂时出现蛋白质，尿蛋白定性一般不超过（＋），持续时间短，诱因解除后消失。见于剧烈活动、发热、受寒或精神紧张等。

2）病理性蛋白尿：是指因器质性病变而导致的尿蛋白持续阳性。包括：①肾小球性蛋白尿：是最常见的一种蛋白尿。见于原发性肾小球损害如肾小球肾炎、肾病综合征等，继发性肾小球疾病如糖尿病、系统性红斑狼疮、高血压等；②肾小管性蛋白尿：见于肾盂肾炎及汞、苯、磺胺、氨基糖苷类抗生素等化学物质及药物中毒；③混合性蛋白尿：见于肾小球和肾小管同时受损的疾病，如肾小球肾炎或肾盂肾炎后期、糖尿病、系统性红斑狼疮等；④溢出性蛋白尿：因血浆中出现异常增多的小分子蛋白质，经肾小球滤出过多，超过肾小管的重吸收能力所致的蛋白尿。见于多发性骨髓瘤的本周氏蛋白尿、肌肉挤压伤时的肌红蛋白尿、血管内溶血时的血红蛋白尿等。

（2）尿糖定性试验：正常人尿糖定性试验呈阴性，尿糖定性试验阳性时称为糖尿。分为：

1）血糖增高性糖尿：糖尿病最为常见。还可见于甲状腺功能亢进、嗜铬细胞瘤、Cushing 综合征、胰腺癌、肝功能不全等。

2）血糖正常性糖尿：也称肾性糖尿。见于家族性肾性糖尿、慢性肾小球肾炎、肾病综合征等。

3）暂时性糖尿：摄糖过多、精神紧张等引起的生理性糖尿。颅脑外伤、脑出血、急性心肌梗死等因素导致的应激性糖尿。

4）假性糖尿：经尿液中排出的药物，如阿司匹林、异烟肼等以及尿中含维生素 C、尿酸等物质浓度过高时，均可造成假性糖尿。

（3）尿胆红素与尿胆原测定：正常人尿胆红素与尿胆原定性检验呈阴性，尿胆红素阳性见于阻塞性黄疸或肝细胞性黄疸，尿胆原阳性见于溶血性黄疸或肝细胞性黄疸。

3. 显微镜检查　是指用显微镜对新鲜尿液标本中的沉渣进行镜检，寻找有无各种类型的细胞、管型和结晶体等有形成分。

（1）细胞：正常人经过离心沉淀的尿液中可有少量上皮细胞和白细胞，无或偶见红细胞。

1）上皮细胞：尿中有肾小管上皮细胞提示肾实质病变，见于急性或慢性肾小球肾炎、肾移植后排异反应期。出现移行上皮细胞提示肾盂、输尿管、膀胱、尿道有炎症，大量出现应警惕移行上皮细胞癌。

2）白细胞：每高倍镜视野中白细胞数超过 5 个称为镜下脓尿。若有大量白细胞，多为泌尿系统感染如肾盂肾炎、膀胱炎等。

3）红细胞：每高倍镜视野中平均见到 3 个以上红细胞，称为镜下血尿。常见于急、慢性肾小球肾炎、肾结核、肾结石、肿瘤及出血性疾病等。

（2）管型：常见的管型有：

1）透明管型：正常人清晨浓缩尿中可偶见；剧烈运动及体力劳动后可出现一过性增多。病理情况下多见于肾病综合征、慢性肾炎、恶性高血压和心力衰竭等。

2）颗粒管型：提示肾小管内有淤滞现象，见于慢性肾炎、肾盂肾炎及急性肾炎后期。

3）细胞管型：肾小管上皮细胞管型为肾实质损害的最可靠诊断试验之一；红细胞管型常见于急性肾小球肾炎、慢性肾炎急性发作；白细胞管型常见于肾盂肾炎、间质性肾炎等；混合性管型见于各种肾小球疾病。

4）蜡样管型：提示严重的肾小管变性、坏死，预后差。见于慢性肾衰竭及肾淀粉样变性等。

（3）结晶：正常人尿中出现少量磷酸盐、尿酸及草酸钙结晶，一般无临床意义，若持续出现并伴有较多红细胞，应疑有结石的可能。胆红素结晶仅见于阻塞性黄疸和肝细胞性黄疸；磺胺类药物结晶见于服用磺胺类药物患者，尿中磺胺类药物结晶析出多时应停药，多饮水等。

二、尿液其他检查

（一）尿蛋白定量测定

留取 24 小时尿液（加少量防腐剂），一般在记录总量后，将尿液混匀，取 100ml 送检，测定 24 小时尿内排出的蛋白总量。正常人尿蛋白量为 0～80mg/24h 尿。尿蛋白含量达 150mg/24h 尿以上时称为蛋白尿。蛋白尿可分为：①轻度：150～500mg/24h 尿；②中度：500～4000mg/24h 尿；③重度：＞4000mg/24h 尿。大量蛋白尿常见于肾病综合征等疾病。

（二）尿糖定量测定

留取 24 小时尿液（加少量防腐剂），一般在记录总量后，将尿液混匀，取 100ml 送检，测定 24 小时尿内排出的葡萄糖量。正常人 24h 尿糖定量为 0.56～5.0mmol，尿糖定量测定与定性检验的临床意义一致。尿糖定量检验主要用于糖尿病患者治疗过程中的疗效观察。

（三）尿酮体测定

尿酮体是β-羟丁酸、乙酰乙酸和丙酮的总称。尿中出现酮体称为酮尿。正常人尿酮体测定为阴性，尿酮体阳性见于：

（1）糖尿病性酮尿：见于糖尿病酮症酸中毒等。

（2）非糖尿病性酮尿：见于高热、严重呕吐、腹泻、长期饥饿、妊娠呕吐、酒精性肝炎等。

（四）尿胆原测定

正常人尿内含有少量尿胆原，定性检测结果为：阴性或弱阳性，定量检测结果为：＜4mg/24小时。尿胆原在溶血性黄疸时明显增高，肝细胞性黄疸时增高，阻塞性黄疸时减少或消失。这对黄疸的鉴别诊断有一定意义。

第四节　粪便检查

粪便检查主要用于了解消化系统功能状况，辅助消化系统疾病的诊断。

一、标本采集法

1. 宜采用自然排便法留取粪便标本。无粪便又必须检测时，可经肛门指诊采集粪便。必须用干净、不透水的一次性容器，若行细菌培养则应使用经灭菌后封口的容器。

2. 一般留取似蚕豆大小的粪便，特殊情况如集卵检查需标本量较大。蛲虫虫卵检查应使用透明薄膜拭子于清晨排便前自肛门周围的皱襞处拭取标本送检。

3. 采集标本时应选取含有脓、血、黏液处的粪便，粪便中不应混入尿液、污水等，以免影响检验结果。

4. 用化学法作粪便隐血试验，应在化验前三天禁食肉类、动物血、铁剂或维生素C等。

5. 粪便标本采集后应尽早送检，一般不应超过1小时。

二、检查项目及临床意义

（一）一般性状检查

1. 量　排便量受饮食种类、进食量、消化器官功能状态的影响，正常成人每日排便量约100～300g。进食大量粗纤维食物，胃肠、胰腺等功能紊乱或炎症时，可使排便量增多或伴有异常成分。

2. 颜色与性状　正常粪便为棕黄色成形软便，婴儿略呈金黄色或黄色。粪便颜色与性状受食物、药物等因素的影响。常见的粪便异常改变有：

（1）黏液、脓样或脓血便：见于肠道下段病变，如细菌性痢疾、溃疡性结肠炎、结肠直肠癌等。

（2）食糜样或稀汁样便：见于各种原因引起的腹泻，尤其是急性肠炎。伪膜性肠炎时出现含有膜状物的大量黄色稀便；艾滋病伴有肠道隐孢子虫感染时出现大量稀水便。绿色稀便见于乳儿消化不良，是因肠蠕动过快，胆绿素由粪便排出所致。

（3）柏油样便：为稀薄、黏稠、漆黑、发亮的黑色粪便，呈柏油状样，见于各种原因引起的上消化道出血，如胃十二指肠溃疡、肝硬化等。服用活性炭、铋剂等之后大便也可呈黑色，但无光泽且隐血试验阴性。食用大量动物血、动物肝、口服铁剂也可使粪便呈黑色，隐血试验阳性，应注意鉴别。

（4）鲜血便：鲜血多附着于粪便表面，或排便后滴落在粪便上，呈鲜红色。见于各种原因所致的下消化道出血，如结肠及直肠癌、痔疮、肛裂等。

（5）白陶土样便：见于阻塞性黄疸，如胰头癌。

（6）米泔样便：呈白色淘米水样，量多，见于霍乱和副霍乱。

（7）细条状便：粪便常呈细条状或扁条状，提示直肠狭窄，多见于直肠癌。

（8）乳凝块便：婴儿粪便中可出现，常见于婴儿消化不良、婴儿腹泻。

（9）果酱样便：见于阿米巴痢疾。

（10）胶冻样便：见于肠易激综合征、慢性细菌性痢疾。

3. 气味　正常粪便因含吲哚及粪臭素，故有臭味，食素者味轻，食肉者味重。消化吸收不良、直肠癌溃烂继发感染时可有恶臭。

4. 寄生虫体　正常人粪便中无寄生虫虫体，病理情况下，肉眼可见蛔虫、蛲虫、绦虫等较大虫体及片段。

（二）显微镜检查

1. 细胞检查

（1）红细胞：当肠道下段有炎症或出血，如息肉、细菌性痢疾、阿米巴痢疾、溃疡性结肠炎、Crohn病、下消化道肿瘤等可见红细胞。

（2）白细胞：肠道炎症时白细胞增多，其数量多少与炎症轻重及部位有关。常见于细菌性痢疾、溃疡性结肠炎。如过敏性肠炎、肠道寄生虫时可见嗜酸性粒细胞增多。

（3）吞噬细胞：见于细菌性痢疾和溃疡性结肠炎等。

（4）肠黏膜上皮细胞：见于结肠炎、假膜性肠炎。

（5）肿瘤细胞：见于大肠癌，以直肠部位最多见，常为鳞状细胞癌或腺癌。

2. 食物残渣检查　正常粪便中的食物残渣系已充分消化的无定形细小颗粒。如淀粉颗粒、脂肪颗粒、肌纤维等大量出现，提示消化功能不全等。

3. 寄生虫卵或原虫检查　粪便中查到寄生虫卵、原虫是诊断肠道寄生虫、原虫感染最可靠、最直接的依据。

（三）化学检查

粪便的化学检查项目主要是隐血试验（OBT）。肉眼和显微镜不能证实的出血称隐血，主要是消化道少量出血，红细胞被消化破坏，粪便外观无异常改变。常用化学检查法和免疫学检查法，前者虽简单易行，但缺乏特异性；后者灵敏度高，特异性好，一般含血红蛋白为0.2mg～0.3mg/g粪便就可得到阳性结果，且不受动物血干扰，不用控制饮食。正常人呈阴性反应，阳性见于上消化道出血，如消化性溃疡、消化道肿瘤等。胃癌患者隐血试验可持续阳性，消化性溃疡患者隐血试验可间断阳性。

（四）细菌学检查

正常粪便中含有的细菌多属肠道正常菌群，一般无临床意义。肠道致病菌主要通过粪便直接涂片镜检与细菌培养，用于肠道感染性疾病的诊断。

第五节　肾功能检查

肾脏是排泄水分与代谢产物，以维持体内水、电解质和酸碱平衡的器官。肾功能检查的目的是了解肾脏有无广泛性损害，以制订治疗和护理方案、估计预后。

一、肾小球功能检查

（一）内生肌酐清除率

在严格控制饮食和肌肉活动相对稳定的情况下，肾在单位时间内将若干毫升血浆中的内生肌酐全部清除出去，称内生肌酐清除率（Ccr），相当于肾小球滤过率。

1. 标本采集法

（1）检验前连续3天低蛋白饮食（<40g/d），并禁食肉食，避免剧烈运动。

（2）第4日晨8时排净尿液，收集此后24小时尿液，容器内添加甲苯3～5ml防腐，将尿量准确记录在化验单上，取10ml送检。

（3）留尿的当天早晨抽取静脉血2～3ml，与24小时尿液同时送检。

测定尿液及血浆肌酐浓度，应用下列公式计算内生肌酐清除率：

内生肌酐清除率＝尿肌酐浓度（μmol/L）×24h尿量（L）/血浆肌酐浓度（μmol/L）

2. 参考值　80～120ml/min。

3. 临床意义

（1）判断肾小球有无损害：成人Ccr降低正常值的50%时，血清尿素氮、肌酐测定仍可在正常范围。因此，Ccr能较早反映肾小球滤过功能是否有损害。

（2）评估肾小球功能损害程度：根据Ccr的数值一般可将肾功能损害分为4期：

1）肾功能代偿期：Ccr80～51ml/min；

2）氮质血症期：Ccr 50～20ml/min；

3）肾衰竭期：Ccr 19～10ml/min；

4）尿毒症期或终末期肾衰竭：Ccr ＜10ml/min。

（3）指导临床治疗及护理：Ccr＜40 ml/min 时，应限制蛋白质摄入。Ccr＜30ml/min 时，提示噻嗪类利尿药物无效。Ccr＜10 ml/min 时，应进行血液透析治疗。肾移植术后 Ccr 回升后再次下降，提示可能有急性排异反应。

（二）血尿素氮（BUN）和肌酐（Cr）的测定

血尿素氮是蛋白质代谢产物，肌酐是肌酸的代谢产物，两者经肾小球滤过随尿排出，当肾实质受损害时，肾小球滤过率降低，导致血尿素氮和肌酐不能从尿中排出而显著上升。

1. 标本采集法　血清、空腹静脉采血。

2. 参考值　BUN：成人：3.2～7.1mmol/L，儿童：1.8～6.5mmol/L；

Cr：男性 53～106μmol/L，女性 44～97μmol/L。

3. 临床意义

（1）BUN 和 Cr 增高：常见病因：①肾小球滤过功能减退的疾病：急慢性肾小球肾炎、严重肾盂肾炎、肾动脉硬化、肾结核、肾肿瘤等；②蛋白质分解过多的疾病：消化道出血、大面积烧伤等；③引起显著少尿或无尿的疾病：脱水、心功能不全、休克、尿路梗阻等。

（2）可根据 BUN 和 Cr 对肾功能情况进行分期

1）肾功能代偿期：Cr＜176.8μmol/L，BUN＜9mmol/L；

2）氮质血症期：Cr176.8～445μmol/L，BUN9～20mmol/L；

3）肾衰竭期：Cr445～707μmol/L；

4）尿毒症期：Cr＞707μmol/L。

二、肾小管功能检查

在日常或特定条件下，通过观察尿量和尿比重的变化，来判断肾浓缩与稀释功能的方法，称为浓缩稀释试验（CDT）。尿浓缩稀释试验可以检测肾小管功能。

1. 标本采集法　患者三餐如常进食，但每餐含水量不宜超过 500～600ml，此外不再进餐、饮水。晨 8 时排尿弃去，上午 10 时、12 时、下午 2、4、6、8 时及次晨 8 时各留尿 1 次，尿须排尽，分别测定尿量和比重。

2. 参考值　24 小时尿总量 1000～2000ml，晚 8 时至晨 8 时夜尿量＜750ml，日尿量与夜尿量之比是（3～4）：1，尿液最高比重应＞1.020，最高比重与最低比重之差不应小于 0.009。

3. 临床意义

（1）多尿、夜尿增多、低比重尿或固定在 1.010，提示肾小管浓缩功能下降，见于慢性肾炎、慢性肾盂肾炎、慢性肾衰竭等。

（2）少尿伴高比重尿，见于血容量不足，如休克等。

第六节　肝疾病常用实验室检查

肝是人体内最大的实质性腺体器官。其功能包括物质代谢功能及分泌、排泄、生物转化、胆红素代谢等。了解肝功能状态的实验室检查称为肝功能检验。

一、血清蛋白质测定

（一）血清总蛋白和清蛋白、球蛋白比值测定

血清总蛋白（TP）包括清蛋白（A）和球蛋白（G），90％以上的血清总蛋白和全部清蛋白由肝脏合成，因此血清总蛋白和清蛋白含量是反映肝脏功能的重要指标。

1. 标本采集法　血清，空腹静脉（常用真空采血管）采血。

2. 参考值　正常成人血清总蛋白：60～80g/L，清蛋白：40～55g/L，球蛋白：20～30g/L，清蛋白与球蛋白的比值（A/G）：（1.5～2.5）：1。

3. 临床意义

（1）血清总蛋白与清蛋白增高：见于血液浓缩，如严重脱水。

（2）血清总蛋白及白蛋白降低：血清总蛋白＜60g/L，清蛋白＜25g/L 称为低蛋白血症。

常见疾病为：

1）蛋白质合成减少：慢性肝炎、肝硬化、肝癌等。

2）蛋白质摄入不足：营养不良等。

3）蛋白质消耗增加：结核病、甲状腺功能亢进、恶性肿瘤等。

4）蛋白质丢失过多：肾病综合征、严重烧伤、急性大出血等。

（3）血清总蛋白与球蛋白增高：血清总蛋白＞80g/L 或球蛋白＞35g/L，称为高蛋白血症。常见于慢性肝脏疾病，如慢性肝炎、肝硬化等。

（4）清蛋白与球蛋白比值倒置：见于慢性肝脏疾病，如慢性肝炎、肝硬化、肝癌等。

（二）血清蛋白电泳

血清中各种蛋白质的质量以及所带负电荷多少不同，它们在电场中泳动速度也不同，从而分离出五种蛋白。

1. 标本采集法　血清，常用真空采血管空腹采血。

2. 参考值　醋酸纤维膜电泳法：清蛋白 0.62～0.71（62％～71％），α_1 球蛋白 0.03～0.04（3％～4％），α_2 球蛋白 0.06～0.10（6％～10％），β 球蛋白 0.07～0.11（7％～11％），γ 球蛋白：0.09～0.18（9％～18％）。

3. 临床意义

（1）急性肝炎及轻症肝炎血清蛋白电泳可正常。

（2）慢性肝炎、肝硬化、肝癌可出现清蛋白和β球蛋白减少，γ球蛋白升高，在慢性肝炎和肝硬化失代偿期尤为显著。

（3）α_2 及β球蛋白增高，清蛋白及γ球蛋白降低见于肾病综合征、糖尿病肾病。

二、血清胆红素测定

血清胆红素测定包括血清总胆红素（STB）、直接胆红素（CB）及间接胆红素（UCB）的测定。临床上常用胆红素代谢试验来判断黄疸类型及黄疸病因。

1. 标本采集法　血清，常用真空管空腹静脉采血，标本避免阳光照射及溶血。

2. 参考值　血清总胆红素：1.7～17.1μmol/L；血清直接胆红素：0～6.8μmol/L；血清间接胆红素：1.7～10.2μmol/L。

3. 临床意义

（1）判断有无黄疸及黄疸的程度

1）隐性黄疸：血清总胆红素 17.1～34.2μmol/L；

2）轻度黄疸：血清总胆红素 34.2～170μmol/L；

3）中度黄疸：血清总胆红素 170～340μmol/L；

4）重度黄疸：血清总胆红素＞340μmol/L。

（2）推断黄疸病因

1）完全性梗阻性黄疸：总胆红素可达 340～510μmol/L；

2）不全性梗阻性黄疸：总胆红素可达 170～265μmol/L；

3）肝细胞性黄疸：总胆红素可达 17.1～200μmol/L；

4）溶血性黄疸：总胆红素很少超过 85μmol/L。

（3）判断黄疸类型

1）阻塞性黄疸：血清总胆红素及直接胆红素升高；

2）溶血性黄疸：血清总胆红素及间接胆红素升高；

3）肝细胞性黄疸：血清总胆红素、直接胆红素、间接胆红素都增高。

三、血清酶学检查

肝是含酶最丰富的器官。当肝受损害时，血液中与肝有关的酶浓度会发生变化，因此通过检验血清酶的变化可了解肝病变情况及其程度。血清酶学检查主要内容有：丙氨酸氨基转移酶（ALT）、门冬氨酸氨基转移酶（AST）、碱性磷酸酶（ALP）、γ-谷氨酰转肽酶（γ-GT）等。

1. 标本采集法　血清，常用真空管空腹静脉采血，采血前应避免剧烈运动，采血时避免标本溶血。

2. 参考值

（1）ALT：速率法（37℃）10～40U/L；Karmen 法测定 5～25KarmenU；

（2）AST：速率法（37℃）10～40U/L；Karmen 法测定 8～28KarmenU；

（3）ALT/AST：≤1；

（4）ALP：磷酸对硝基苯酚速率法（30℃）：成人 40～110U/L；儿童＜250U/L；

（5）γ-GT：硝基苯酚速率法（37℃）：＜50 U/L。

3. 临床意义

（1）急性病毒性肝炎：ALT、AST 及 γ-GT 均可升高，但以 ALT 升高更明显，阳性率可达 80％以上，为病毒性肝炎的重要检测指标。急性重症肝炎，病程初期转氨酶升高，以 ALT 升高更明显，如在症状恶化时，黄疸进行性加重，ALT 反而降低，即“酶胆分离”现象，提示大量肝细胞坏死，预后较差。急性肝炎恢复期，如 ALT 不能恢复正常或再上升，提示肝炎转为慢性。

（2）慢性病毒性肝炎、肝硬化、肝癌：ALT、AST、ALP 及 γ-GT 均可升高，若 AST 升高较 ALT 显著，提示慢性肝炎进入活动期。原发性或继发性肝癌时，γ-GT 显著升高，且升高的幅度与癌组织大小呈正相关。慢性肝炎、肝硬化在非活动期 γ-GT 可正常，若出现 γ-GT 攀升是慢性肝炎、肝硬化病情恶化的标志。

（3）胆汁淤积：ALT、AST 可轻度增高或正常，ALP 及 γ-GT 增高，各种肝内、外胆管梗阻时，ALP 增高程度与梗阻程度和持续时间成正比且先于黄疸出现。见于胰头癌、胆道结石、肝内胆汁淤积等。γ-GT 升高的幅度与梗阻性黄疸的程度相平行，梗阻程度越重，持续时间越长，γ－GT越高。

（4）其他肝病：药物性肝炎、酒精性肝病等，转氨酶可轻度增高或正常，且ALT/AST<1。γ－GT升高幅度常超过AST和ALT升高幅度。

（5）其他疾病：急性心肌梗死、骨骼肌疾病等ALT、AST、ALP增高。

四、病毒性肝炎血清标志物检查

现已确定的肝炎病毒有甲型肝炎病毒（HAV）、乙型肝炎病毒（HBV）、丙型肝炎病毒（HCV）、丁型肝炎病毒（HDV）、戊型肝炎病毒（HEV）5种。进行病毒性肝炎血清标志物的检测有助于肝炎的诊断、防治、病情观察与疗效判断等。

（一）甲型肝炎病毒标志物检测

临床上甲型肝炎病毒标志物主要通过检测抗HAV－IgM和抗HAV－IgG来帮助诊断。

1. 标本采集法　血清，常用真空采血管采取空腹静脉血，防止标本溶血。

2. 参考值　阴性。

3. 临床意义

（1）抗HAV－IgM：出现较早，是甲型肝炎早期感染的标志，于发病后1～2周内出现，2周后最高，3个月后逐渐减少，6个月后转阴，此抗体阳性可诊断为急性甲型肝炎。

（2）抗HAV－IgG：出现较晚，是甲型肝炎感染恢复期的标志，是一种保护性抗体。此抗体阳性表示曾经感染过HAV或注射过甲肝疫苗。

（二）乙型肝炎病毒标志物检测

机体感染乙型肝炎病毒后，产生三对抗原抗体系统，包括乙型肝炎病毒表面抗原（HBsAg)及表面抗体（抗－HBs）、乙型肝炎病毒核心抗原（HBcAg）及核心抗体（抗－HBc）、乙型肝炎病毒e抗原（HBeAg）及e抗体（抗－HBe）。其中核心抗原全部存在于肝细胞核中，释放时其周围被HBsAg包裹很难直接测定，因此临床上只对标志物中的其他5项进行检测，俗称乙肝二对半检查。

1. 标本采集法　血清，常用真空采血管空腹静脉采血。

知识链接

由于乙型肝炎是一种主要通过血液播散的传染病，因此静脉抽血时除须特别注意无菌操作的各项环节外，还要严格执行消毒隔离制度，所用过的注射器及污染物必须严格消毒处理后方可丢弃，同时还要防止医源性交叉感染。

2. 参考值　均为阴性。

3. 临床意义

（1）HBsAg阳性：HBV感染的指标，见于乙型肝炎潜伏后期、急性期或慢性HBV携带者，如发病后3个月不转阴，则易发展成慢性乙型肝炎、肝硬化或肝癌。HBsAg本身只有抗原性，没有传染性。

（2）抗-HBs阳性：是保护性抗体。可因隐性感染HBV、急性乙型肝炎恢复后以及注射乙型肝炎疫苗后产生，是机体对乙肝病毒产生免疫力的标志，也是乙型肝炎好转康复的指标。一般在发病后3～6个月才出现，可持续多年。

（3）HBeAg阳性：是HBV复制多，传染性强的指标，表明乙型肝炎处于活动期。若持续HBeAg阳性，易转变成慢性肝炎、肝硬化或肝癌。

（4）抗-HBe阳性：机体HBV复制减少，传染性降低。也可能是HBV前C基因发生变异。肝炎急性期出现阳性易进展成慢性，慢性肝炎出现阳性可发展为肝硬化；HBeAg与抗-Hbe都阳性，且ALT升高时可发展为原发性肝癌。

（5）抗-HBc阳性：可反映HBV复制情况。一般见于慢性肝炎及HBV携带者、HBsAg及抗-HBs阴性的乙型肝炎。抗-HBc可分为抗-HBc-IgM型和抗-HBc-IgG型两类。前者既是乙型肝炎近期感染指标，也是HBV在体内复制，血液有传染性的标志，后者是HBV既往感染的指标。

以上五项指标的临床意义见表5-5。

（6）HBV-DNA测定：HBV-DNA阳性是诊断急性乙型肝炎病毒感染的直接依据，表明病毒有复制，具有传染性。

表5-5 HBV标志物检验结果临床意义

序号	HBsAg	抗-HBs	HBeAg	抗-HBe	抗-HBc	临床意义
1	−	−	−	−	−	未感染HBV
2	−	+	−	−	−	乙肝恢复期或接种乙肝疫苗后
3	−	+	−	+	+	HBV感染恢复期
4	−	−	−	−	+	曾有HBV感染，未产生抗-HBs
5	−	−	−	+	+	曾有HBV感染或急性感染恢复期
6	+	−	−	−	−	急性HBV感染早期或HBV携带者
7	+	−	−	−	+	急性HBV感染早期，慢性HBV携带者
8	+	−	−	+	+	急性HBV感染趋向康复，慢性HBV携带者
9	+	−	+	−	+	急性或慢性HBV感染，病毒多，传染性强
10	+	−	+	+	+	急性或慢性HBV感染
11	−	−	−	+	−	急性HBV感染趋向康复
12	−	−	+	+	+	急性HBV感染中期

五、甲种胎儿球蛋白测定

甲胎蛋白（AFP）是胎儿早期由肝脏合成的一种糖蛋白，出生后不久即转为阴性或含量甚微。当肝细胞或生殖腺胚胎组织发生恶变时，原已丧失合成AFP能力的细胞又重新开始合成。AFP在原发性肝癌时增加，测定血中AFP的浓度对原发性肝癌诊断有重要价值。

1. 标本采集法　血清，常用真空管静脉采血，避免标本溶血。

2. 参考值　定性：阴性，定量：成人＜25μg/L。

3. 临床意义

（1）原发性肝细胞癌：AFP明显增高，当AFP定性阳性或定量＞500μg/L，并持续1个月以上时原发性肝细胞癌可能性较大。但肝癌患者AFP含量不一定升高，约10%原发性肝癌AFP阴性，主要是肝内胆管细胞癌。

（2）病毒性肝炎和肝硬化：AFP 可升高，但多在 300μg/L 以下，呈一过性，AFP 持续升高而 ALT 正常应警惕有癌变的可能。

（3）睾丸癌、卵巢癌、畸胎瘤等生殖腺胚胎肿瘤：血中 AFP 的含量也可升高。

（4）其他：妇女妊娠 3～4 个月后，AFP 开始上升，7～8 个月达高峰，但不超过 300μg/L，分娩后 3 周左右恢复正常。

第七节　浆膜腔穿刺液检查

正常浆膜腔内含有少量液体起润滑作用。病理情况下腔内液体量增多形成浆膜腔积液。浆膜腔积液可分为漏出液和渗出液两种，前者是一种非炎性积液；后者多是炎性积液。检测浆膜腔内液体对疾病的诊断和治疗有重要作用。

一、标本采集法

浆膜腔积液标本需要医生在相应部位行穿刺术抽取积液 10～20ml，注入 4 支干燥试管进行 4 个不同项目（一般性状、化学及显微镜、细菌学）的检查。

二、检查项目及临床意义

1. 一般性状检验

（1）颜色及透明度：漏出液多为淡黄色透明，渗出液常混浊，混浊程度因所含细胞或细菌的多少而不同，其颜色也随病因不同而有所改变，化脓菌感染时呈黄脓状；结核病急性期、恶性肿瘤、外伤或出血时可呈红色；胸导管或淋巴管阻塞呈乳白色。

（2）比重：漏出液多在 1.018 以下，渗出液因含大量细胞及蛋白其比重多在 1.018 以上。

（3）凝固性：漏出液含纤维蛋白原很少，一般不易自凝。渗出液因含较多纤维蛋白原及组织碎片易自行凝固。

2. 化学检验

（1）黏蛋白定性测定：漏出液多为阴性。渗出液多为阳性。

（2）蛋白质定量测定：是鉴别渗出液和漏出液最可靠的试验。漏出液蛋白质含量多＜25g/L，渗出液蛋白质含量增多，常＞30g/L。

（3）葡萄糖测定：漏出液中葡萄糖含量与血糖相似，渗出液中的葡萄糖因被细菌或细胞酶分解而减少。

（4）乳酸脱氢酶测定（LD）：漏出液中 LD 活性正常，渗出液中 LD 活性增高。

3. 显微镜检验

（1）细胞计数及分类：一般漏出液中细胞数少，常＜100×10^6/L，主要为淋巴细胞和间皮细胞；渗出液中细胞数多，常＞500×10^6/L。急性炎症以中性粒细胞为主；慢性炎症、肿瘤及结缔组织病以淋巴细胞为主。

（2）脱落细胞学检测：恶性肿瘤引起的积液中可找到癌细胞，是诊断原发性或继发性恶性肿瘤的重要依据。

4. 细菌学检验　渗出液经离心沉淀或进行细菌培养可找到病原体，有助于病因诊断及临床治疗。漏出液找不到病原体。渗出液与漏出液的鉴别方法见表 5－6。

表 5-6 渗出液与漏出液的鉴别方法

鉴别方法	渗出液	漏出液
发生原因	炎症、肿瘤、风湿、理化刺激	非炎症
颜色	草黄色、红色、乳白色、脓性等	淡黄色
透明度	混浊，可有雾状、絮状沉淀	透明或微混
凝固性	易自凝	不易自凝
比重	>1.018	<1.018
黏蛋白定性试验	阳性	阴性
蛋白质定量	>30/L	<25g/L
葡萄糖定量	低于血糖水平	与血糖相近
细胞计数	多大于 500×10^6/L	多小于 100×10^6/L
细胞分类	急性炎症以中性粒细胞为主，慢性炎症、恶性肿瘤以淋巴细胞为主	多为淋巴细胞、间皮细胞
细菌学检验	可找到病原体	找不到病原体
LD 测定	>200U/L	<200U/L
积液/血清 LD 比值	>0.6	<0.6

第八节 临床常用血液生化检查

临床生物化学检测是实验室检查的重要组成部分，它包括以物质分类诊断疾病的生化检查、以器官和组织损伤诊断疾病的生化检查、临床酶学及临床药物检测等。

一、血糖测定

血糖指血液中葡萄糖含量，标本不同，其检测结果也不同。空腹血糖检查较为方便且结果也最可靠，是目前诊断糖尿病的主要依据，也是判断糖尿病病情和控制程度的主要指标。

1. 标本采集法　常用真空管空腹静脉采血。

2. 参考值　葡萄糖氧化酶法：3.9～6.1mmol/L。邻甲苯胺法：3.9～6.4mmol/L。

3. 临床意义

(1) 血糖增高

1) 生理性：常见于高热、高糖饮食、剧烈运动、紧张或大量吸烟等。

2) 病理性：常见于糖尿病、甲状腺功能亢进、肾上腺皮质功能亢进、腺垂体功能亢进等；其他如肝硬化、颅内高压症、脑出血、中枢神经系统感染、妊娠呕吐，严重脱水等。

(2) 血糖降低

1) 生理性：见于剧烈运动后、妊娠期、哺乳期、饥饿状态等；

2) 病理性：胰岛素及降糖药使用过量、甲状腺功能减退、肝硬化、营养不良等。

二、口服葡萄糖耐量试验

正常人口服或注射一定量的葡萄糖后，血糖会暂时升高，2小时后即恢复正常，称为耐糖现象；当糖代谢紊乱时，口服或注射葡萄糖后血糖攀升急剧，短时间内不能降至正常水平，称为糖耐量降低。临床上常用其作为衡量体内糖代谢功能是否健全的重要指标，主要用于诊断疑似糖尿病者。

1. 标本采集法

（1）受试前3天正常饮食，停用胰岛素及肾上腺皮质激素类药并卧床休息，注意避免剧烈运动和精神紧张。

（2）试验时多采用葡萄糖75g溶于300ml温开水嘱一次饮完或进食100g馒头。在摄入葡萄糖前及服糖后0.5小时、1小时、2小时及3小时各抽取静脉血1ml并收集尿标本共5次。

注意：空腹血糖已有明显增高者（指多次空腹血糖>7.3mmol/L）不宜做此试验。

2. 参考值　空腹：血糖3.9～6.1mmol/L。摄糖后：血糖应在0.5～1小时上升达高峰，峰值一般在7.8～9.0mmol/L之间，2小时降至空腹水平。尿糖：每次均为阴性。

3. 临床意义

（1）隐匿型糖尿病：空腹血糖轻度升高>6.7mmol/L，口服葡萄糖后血糖急剧升高常超过11.1mmol/L，且高峰时间提前，2小时后仍不能恢复正常，呈糖耐量降低，尿糖阳性。

（2）诊断糖尿病：有以下条件者即可诊断：有糖尿病症状，空腹血糖大于7.0 mmol/L；或口服葡萄糖后2小时血糖峰值大于11.1 mmol/L；或随机血糖大于11.1 mmol/L，有临床症状和尿糖阳性者。

（3）其他内分泌疾病：糖耐量降低，表现为口服葡萄糖后血糖升高明显且峰值时间提前，2小时后仍不能恢复正常水平，尿糖阳性。见于甲状腺功能亢进、肾上腺皮质功能亢进等。糖耐量增高，表现为服糖后血糖上升不显著，2小时后仍处于低水平，糖耐量曲线低平。见于甲状腺功能减退、肾上腺或腺垂体功能减退等。

三、血清脂类测定

血脂是血液中所含有的脂质成分的总称，包括胆固醇、甘油三酯、磷脂、游离脂肪酸等，可引起动脉粥样硬化的脂质主要是胆固醇、甘油三酯、低密度脂蛋白胆固醇等。高密度脂蛋白胆固醇是抗动脉粥样硬化的脂蛋白。

1. 标本采集法　常用真空管空腹静脉采血，血清或血浆均可。

2. 参考值

（1）血清总胆固醇（TC）：2.86～5.72mmol/L；

（2）血清甘油三酯（TG）：0.56～1.70mmol/L；

（3）高密度脂蛋白胆固醇（HDL - C）：1.03～2.07mmol/L；

（4）低密度脂蛋白胆固醇（LDL - C）：2.7～3.2mmol/L。

3. 临床意义

（1）胆固醇、甘油三酯增高：见于长期高脂饮食、过度肥胖、冠状动脉粥样硬化性心脏病、甲状腺功能减退、糖尿病、肾病综合征等。

（2）胆固醇、甘油三酯降低：见于严重营养不良、甲状腺功能亢进、严重贫血、严重肝病、肾上腺皮质功能不全等。

（3）高密度脂蛋白胆固醇降低：见于冠心病、动脉粥样硬化、脑血管病、肝硬化等。

（4）低密度脂蛋白胆固醇增高：见于冠心病、动脉粥样硬化、高血压病等。

四、其他血清酶测定

（一）血清淀粉酶（AMS）测定

血清淀粉酶（AMS）为水解酶，主要水解淀粉和糖原，主要来源于胰腺、腮腺。通过测定淀粉被水解后所产生还原糖的含量而推测淀粉酶的活性。

1. 标本采集法　血清，常用真空管静脉采血。

2. 参考值　酶偶联法：＜220 IU/L（37℃）。

3. 临床意义 AMS活性增高见于：①急性胰腺炎：一般于发病6～12小时开始增高，持续3～5天恢复正常；②其他：见于慢性胰腺炎急性发作以及胰腺癌、胰腺囊肿等。

（二）血清肌酸激酶（CK）及同工酶测定

肌酸激酶主要存在于骨骼肌、心肌、脑组织与平滑肌等处，主要有三种同工异酶：CK－BB（脑组织细胞中最多）；CK－MB（心肌组织细胞中较多，活性中等）；CK－MM（骨骼肌与心肌细胞中最多，活性最高）。正常人血清中含量较少，当骨骼肌、心肌或脑组织破坏时含量增高。

1. 标本采集法　血清常用真空管静脉采血，标本不能溶血。

2. 参考值　酶偶联法（37℃）：男性：38～174U/L；女性：26～140U/L。CK同工酶：CK－MB＜5％；CK－MM为94％～96％；CK－BB无或极少。

3. 临床意义

（1）CK增高：见于：①心肌损害：急性心肌梗死时CK升高，一般12～24h达高峰，2～4天后降至正常，CK－MB的改变较心电图敏感；②肌肉疾病：多发性肌炎、进行性肌营养不良、骨骼肌损伤、手术、导管检查、电休克后也可见CK升高，同工酶检验多以CK－MM升高为主；③脑组织受损：脑血管病变、长期昏迷等，CK升高多以CK－BB同工酶为主；④其他：肺炎、肺梗死、支气管哮喘等肺部疾病以及肝豆状核变性、出血性胰腺炎、子痫、甲状腺功能低下或体温过低等。正常人有时可出现CK波动，如男性略高于女性，晚间略高于清晨，运动、分娩、新生儿等CK也可略高。

（2）CK降低：偶见于甲状腺功能亢进，长期卧床者。

（三）乳酸脱氢酶及其同工酶测定

乳酸脱氢酶（LD）是一种糖酵解酶，广泛存在于人体组织内，以心肌、骨骼肌和肾脏含量最丰富，其次为肝、脾、胰、肺和肿瘤组织。当心肌等组织损伤时，LD可释放入血，使血中LD活性增高。乳酸脱氢酶同工酶有5种，由代表心肌特性的H亚单位和肌肉的M亚单位组成，即LD_1（H_4）、LD_2（H_3M）、LD_3（H_2M_2）、LD_4（HM_3）和LD_5（M_4）。LD_1和LD_2主要存在于心肌，可占总酶的50％；LD_3存在于肺、脾；LD_5存在于横纹肌、肝脏。

1. 标本采集法　血清，常用真空管静脉采血，避免溶血。

2. 参考值　LD总活性：速率法（30℃）为95～200 U/L；LD同工酶（圆盘电泳法）：LD_1为32.7±4.6％；LD_2为45.1±3.53％；LD_3为18.5±2.96％；LD_4为2.9±0.89％；LD_5为0.85±0.55％。定性：LD_2＞LD_1＞LD_3＞LD_4＞LD_5。

3. 临床意义

（1）LD增高：见于：①心肌梗死：急性心肌梗死时，LD活性增高比CK、CK－MB和

AST 出现晚，但持续时间长；如 LD 持续增高或再次增高，提示心肌梗死面积扩大或出现新的梗死；②肝疾病：急性肝炎、慢性活动性肝炎和肝癌；③其他疾病：骨骼肌损伤、白血病、淋巴瘤、肺梗死和胰腺炎等。

（2）LD 同工酶增高：见于：①急性心肌梗死：发病后 LD_1 及 LD_2 增高，其增高早于总 LD；②肝疾病：LD_5 增高提示有肝细胞坏死，肝细胞性黄疸时 $LD_5>LD_4$，阻塞性黄疸时 $LD_4>LD_5$；③肿瘤：恶性肿瘤 LD 增高，肝癌 LD_4 和 LD_5 明显增高，60％白血病以 LD_3 和 LD_4 增高为主；④恶性贫血：LD 可以极度增高，LD_1 明显增高，$LD_1>LD_2$。

知识链接

目前常用的心肌损害标志物测定项目有：门冬氨酸氨基转移酶（AST）、乳酸脱氢酶（LD）、血清肌酸激酶（CK）及同工酶 CK－MB 等。其测定有助于心肌损伤特别是急性心肌梗死的诊断、疗效与预后判断等。

五、血清电解质测定

血清电解质测定主要检查血清钾、钠、氯、钙、磷含量。

1. 标本采集法　血清，常用真空管静脉采血。注意测之前应尽量避免引起电解质非自然改变因素，如大量饮水、剧烈运动，服用利尿剂等。

2. 参考值

（1）血清钾：成人 3.5～5.5mmol/L，儿童 3.4～4.7mmol/L；

（2）血清钠：135～145mmol/L；

（3）血清氯化物：98～106mmol/L；

（4）血清钙：2.25～2.75mmol/L；

（5）血清磷：成人 0.97～1.61mmol/L，儿童 1.29～1.94mmol/L。

3. 临床意义

测定血清电解质可了解体内电解质含量，为补充电解质、维持体内渗透压及酸碱平衡提供依据。

（1）血清钾异常

1）血清钾增高：血清钾＞5.6mmol/L 为高钾血症。常见于食入或注入大量钾盐，急性、慢性肾衰竭、肾上腺皮质功能减退、长期应用抗醛固酮类药物或保钾利尿剂所致钾潴留及溶血、严重烧伤等。

2）血清钾降低：血清钾＜3.5mmol/L 为低钾血症。常见于：呕吐、腹泻、胃肠引流或胃肠功能紊乱导致丢钾过多；服用排钾利尿剂以及醛固酮增多症所致的肾脏排钾增多；补钾不足、胰岛素注射过量、心功能不全、肾性水肿等。

（2）血清钠和氯异常

1）血清钠和氯增高：见于水丢失过多，如脱水、大量出汗、大面积烧伤及糖尿病、尿崩症等；水摄入不足，如长时间无水摄入、不能进食及术后禁食而静脉输液量不足等。

2）血清钠和氯降低：见于钠丢失过多，如严重呕吐、腹泻、胃肠引流、大量出汗、大面积烧伤、穿刺抽液过多等；尿毒症或糖尿病合并代谢性酸中毒、服用大剂量利尿剂、慢性肾上腺皮质功能减退时尿钠排出过多也可致低钠血症；心功能不全、肾功能不全、肝硬化、长期使用激素等导致水潴留及补充过量液体亦可致稀释性低钠血症。

（3）血清钙异常

1）血清钙增高：血清钙＞2.75mmol/L 为高钙血症。见于原发性或继发性甲状旁腺功能亢进、原发性或转移性骨髓瘤、大量服用维生素 D 或维生素 D 中毒。

2）血清钙降低：血清钙＜2.25mmol/L 为降低，也称为低钙血症。临床发生率明显高于高钙血症，尤其多见于婴幼儿。见于甲状旁腺功能减退、维生素 D 缺乏、阳光照射不足或消化不良、阻塞性黄疸、妊娠后期等。

（4）血清无机磷异常体内的钙、磷代谢密切相关，两者受相同激素调节，此长彼消。一般血清无机磷与钙的乘积为一常数（以 mg/dl 计算，乘积是 40），血磷降低则血钙相对升高，反之亦然。两者的平衡对维持人体正常生理功能起着重要作用。血磷的改变主要包括：

1）血清无机磷增高：血清无机磷＞1.61mmol/L 为升高。见于原发性或继发性甲状旁腺功能减退、多发性骨髓瘤、尿毒症并发代谢酸中毒及补充过量维生素 D 等。

2）血清无机磷降低：血清无机磷＜0.97mmol/L 为降低。见于甲状旁腺功能亢进、骨软化症、佝偻病活动期、长期腹泻及妊娠妇女等。

小　结

实验室检查是临床一项重要的辅助检查，其项目有血液、尿液、粪便、肝功能、肾功能、浆膜腔穿刺液、临床常用生化等，检查结果对协助诊断、推测预后、观察病情及疗效、制订治疗方案等有重要作用，但检验标本采集方法的正确与否、检查仪器设备的精确度高低等均影响检验结果的特异性与敏感性，要求护士在分析检验结果时必须结合患者的其他资料全面考虑。实验室检查与护理工作关系密切，主要体现在：①大部分实验室检查的标本采集需要护士去完成；②检验结果又可协助和指导护士观察、判断病情，为作出护理诊断提供客观资料。因此，护士一定要掌握临床常用实验室检查的标本采集方法、正常参考值及异常结果的临床意义，正确分析和解释检验结果，以明确诊断，合理指导治疗及护理。

自测题

一、A1/A2 型题

1. 白细胞分类计数中性粒细胞占
   A. 50%～70%
   B. 20%～40%
   C. 1%～5%
   D. 0～1%
   E. 3%～8%

2. 下列可导致白细胞计数减低的是
   A. 肺炎球菌
   B. 链球菌

C. 葡萄球菌
D. 大肠埃希杆菌
E. 伤寒杆菌

3. 试管法凝血时间的正常参考值是
A. 1～7min
B. 4～12min
C. 2～8min
D. 2～10min
E. 6～12min

4. 血沉增快不应出现于
A. 严重脱水
B. 严重贫血
C. 结核病
D. 风湿病
E. 恶性肿瘤

5. 可致血小板增高的病因是
A. 急性失血与溶血
B. 再生障碍性贫血
C. 白血病
D. 放射病
E. 淋巴瘤

6. 镜下血尿是指尿沉渣红细胞数
A. 平均>1 个/HP
B. 平均>2 个/HP
C. 平均>3 个/HP
D. 平均>4 个/HP
E. 平均>5 个/HP

7. 蛋白尿时蛋白定量试验为
A. >5mg/24h
B. >15mg/24h
C. >50mg/24h
D. >150mg/24h
E. >250mg/24h

8. 下列疾病可出现蛋白尿，除了
A. 急性肝炎
B. 急性肾小球肾炎
C. 肾病综合征
D. 妊娠中毒症
E. 慢性肾炎

9. 尿常规检查不正常的是
A. 尿量约 1500ml/24h
B. 尿比重在 1.010～1.020 之间
C. 外观清晰透明
D. 尿色微黄
E. 尿沉渣见少量上皮细胞和白细胞

10. 尿内出现白细胞管型见于
A. 糖尿病
B. 急性肾炎
C. 肾结核
D. 肾病综合征
E. 急性肾盂肾炎

11. 乳糜尿主要见于
A. 尿路结石
B. 肾结核
C. 尿崩症
D. 肾盂肾炎
E. 丝虫病

12. 细菌性痢疾大便为
A. 水样便
B. 黏液脓血便
C. 黏液便
D. 黑便
E. 硬球状便

13. 急性胰腺炎患者血清淀粉酶开始升高的时间是发病后
A. 1～6h
B. 6～12h
C. 12～24h

D. 24～48h
E. 48～72h

14. 对诊断急性肝炎最重要的检查结果是
A. 血清蛋白总量降低
B. A/G 比值降低
C. ALP 增高
D. ALT 增高
E. 血清胆固醇增高

15. 血中 HBsAg 阳性、ALT 增高，提示
A. 急性甲型肝炎
B. 急性乙型肝炎
C. 急性丙型肝炎
D. 肝癌
E. 肝淤血

16. 乙肝抗原抗体检查时发现抗-HBs 阳性，其余为阴性，提示
A. 乙肝病毒急性感染期
B. 甲肝病毒急性感染期
C. 乙肝病毒正在复制
D. 血液传染性强
E. 机体对 HBV 有免疫力

17. 男性，20 岁，低热、乏力、盗汗。查：WBC $7.5\times10^9/L$，单核细胞绝对值 $0.96\times10^9/L$，淋巴细胞绝对值 $5\times10^9/L$，提示
A. 肺炎球菌肺炎
B. 急性扁桃体炎
C. 急性阑尾炎
D. 急性胆囊炎
E. 结核病

18. 男性，56 岁，发热腹泻，排果酱色大便，一日数次。查：右下腹压痛，大便镜检发现阿米巴滋养体，该患者应诊断为
A. 急性肠炎
B. 急性阑尾炎
C. 细菌性痢疾
D. 阿米巴痢疾
E. 肠结核

二、A3/A4 型题

（19～21 题共用题目）

患者，男性，20 岁，因转移性右下腹疼痛半天入院。血常规检查：RBC $5.10\times10^{12}/L$，Hb 160g/L，WBC $16\times10^9/L$，白细胞分类：中性杆状核粒细胞 15%，中性分叶核粒细胞 70%，单核细胞 4%，淋巴细胞 21%。

19. 其中化验值**不正常**的一项是
A. RBC
B. 单核细胞
C. 淋巴细胞
D. 中性分叶核粒细胞
E. 中性杆状核粒细胞

20. 其化验检查**不正常**的实质是
A. 幼稚细胞增多
B. 幼稚细胞减少
C. 核左移
D. 核右移
E. 细胞数量的改变

21. 为该患者采集血标本最佳的部位和方法是
A. 食指毛细血管法
B. 中指毛细血管法
C. 肘正中静脉采血法
D. 股动脉采血法
E. 颈外静脉采血法

（22～25 题共用题干）

患者，男性，45 岁，因头晕、乏力、腰痛、水肿半年于 2010 年 8 月 20 日来院就诊，入院诊断：慢性肾小球肾炎。

22. 为患者采集尿常规标本正确的方法是
A. 晨尿
B. 随机尿
C. 定时尿
D. 中段尿
E. 24 小时尿

23. 标本收集好后送检的时间最好在
A. 15min 内
B. 30min 内
C. 1h 内
D. 2h 内
E. 3h 内

24. 患者尿液检查不可能出现的结果是
A. 镜下血尿
B. 尿比重升高
C. 颗粒管型
D. 上皮细胞
E. 红细胞

25. 镜下检查可能出现的管型除外哪项
A. 透明管型
B. 颗粒管型
C. 细胞管型
D. 蜡样管型
E. 尿酸盐管型

三、B 型题

（26～28 题共用备选答案）
A. （3.5～5.0）$\times 10^{12}$/L
B. （4.0～5.5）$\times 10^{12}$/L
C. 150～180 g /L
D. （24～84）$\times 10^{9}$/L
E. 120～160 g/L
26. 正常女性红细胞参考值是
27. 成年男性血红蛋白定量参考值是
28. 正常成人网织红细胞计数的参考值是

（29～32 题共用备选答案）
A. 尿量平均 1500ml/24h
B. 尿量＞2500ml/24h
C. 尿量＜400ml/24h
D. 尿量＜100ml/24h
E. 尿量＜30 ml/24h
29. 多尿是指
30. 少尿是指
31. 无尿是指
32. 正常尿量是指

（33～36 题共用备选答案）
A. 鲜血便
B. 稀糊便
C. 扁平带状便
D. 黑便
E. 硬球状便
33. 痔出血出现
34. 直肠癌出现
35. 胃出血出现
36. 便秘出现

（37～40 题共用备选答案）
A. 深黄色尿
B. 淡红色尿
C. 浓茶色尿
D. 乳糜尿
E. 近无色尿
37. 阻塞性黄疸出现
38. 肾结石出现
39. 丝虫病出现
40. 溶血出现

第六章　心电图检查

学习目标

1. 掌握心电图的基本知识、正常心电图及心电图描记方法。
2. 熟悉几种常见异常心电图。
3. 了解心电图分析方法和临床应用。

案例

王明，男，50 岁，以“胸骨后压榨样疼痛 2 小时”入院。患者 2 小时前无明显诱因出现胸骨后压榨样疼痛，向左肩放射，伴大汗淋漓，含服硝酸甘油不能缓解。既往有心绞痛病史，近一周发作较频繁。你考虑是什么病？应立即做什么检查？

第一节　心电图基本知识

心脏机械收缩之前，先产生电激动，心房和心室的电激动可经人体组织传到体表。心电图（ECG）是利用心电图机从体表记录心脏每一心动周期所产生电活动变化的曲线图形。

一、心电图导联与导联轴

（一）心电图导联

在人体不同部位放置电极，并通过导联线与心电图机的正负极相连，这种记录心电图的电路连接方法称为心电图导联，电极位置和连接方法不同，可组成不同的导联。在长期临床心电图实践中，已形成了目前广泛采纳的国际通用导联体系，称为常规 12 导联体系。

肢体导联包括标准导联Ⅰ、Ⅱ、Ⅲ及加压单极肢体导联 aVR 、aVL 、aVF 。标准导联为双极肢体导联，反映其中两个肢体之间电位差。加压单极肢体导联属单极导联，基本上代表检测部位的电位变化。胸导联属单极导联。

1. 标准导联（双极肢体导联）　标准导联的正负极的连接方式如下：

（1）标准导联Ⅰ正极连于左上肢，负极连于右上肢。

（2）标准导联Ⅱ正极连于左下肢，负极连于右上肢。

（3）标准导联Ⅲ正极连于左下肢，负极连于左上肢。

2. 加压单极肢体导联　将心电图机正极连接于某一肢体，负极通过心电图机的中心电端与另外两肢体相连。此时，负极电位几乎为零，正极所测的电位就是该肢体的实际电位变化。

（1）加压单极右上肢导联（aVR）：正极接右上肢，负极通过中心电端与左上肢和左下肢相连。

（2）加压单极左上肢导联（aVL）：正极接左上肢，负极通过中心电端与右上肢和左下肢相连。

（3）加压单极左下肢导联（aVF）：正极接左下肢，负极通过中心电端与右上肢和左上肢相连。

3. 胸导联　胸导联亦是一种单极导联。连接方法为：正极放于胸前固定部位，另将肢体导联的三个电极各串一个 5k 的电阻，然后将三者连接起来，构成“无干电极”或称中心电端，设为导联的负极。如此连接，可使该处电位接近零电位且较稳定。胸导联探查电极的放置位置为：（图 6－1）

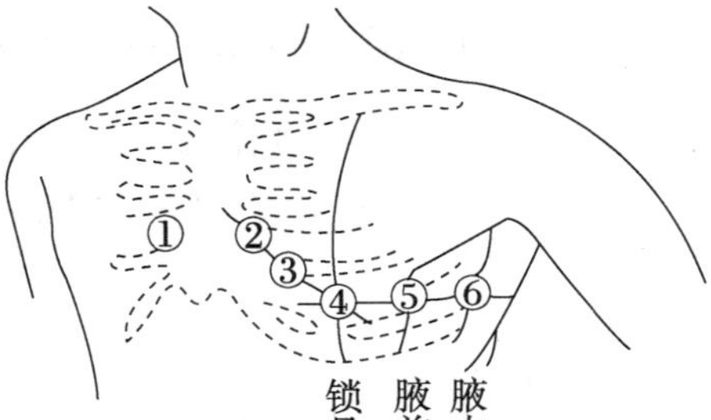

图 6－1　常用胸导联探查电极位置

V_1 位于胸骨右缘第 4 肋间；

V_2 位于胸骨左缘第 4 肋间；

V_3 位于 V_2 与 V_4 两点连线的中点；

V_4 位于左锁骨中线与第 5 肋间相交处；

V_5 位于左腋前线 V_4 水平处；

V_6 位于左腋中线 V_4 水平处。

（二）导联轴

导联轴是指某一导联正、负电极之间假想的连线。

1. 肢体导联的导联轴　根据爱索文（Einthoven）提出的等边三角形假设，假定两上肢与左下肢为距离相等的 3 点，连接这 3 点就成为额面平面上的一个等边三角形（图 6－2）。其 3 条边就代表 3 个标准导联的导联轴，即 RL 是Ⅰ导联的导联轴，RF 是Ⅱ导联的导联轴，LF 是Ⅲ导联的导联轴。

在同一等边三角形内也可作 3 条中线，代表 3 个加压单极肢导联的导联轴。等边三角形的中心“O”相当于零电位点。RR′、LL′、FF′分别代表 aVR、aVL、aVF 导联的导联轴，其中 OR、OL、OF 段为正，OR′、OL′、OF′段为负。

标准导联和加压单极肢体导联的导联轴都位于额面，为了更清楚地表明 6 个导联轴之间的关系，可将 3 个标准导联的导联轴平行移位到三角形的中心“O”点处，就构成了额面上的六轴系统。每一根轴从中心“O”点分成正、负两半，轴与轴之间的夹角均为 30°（图 6-2）。

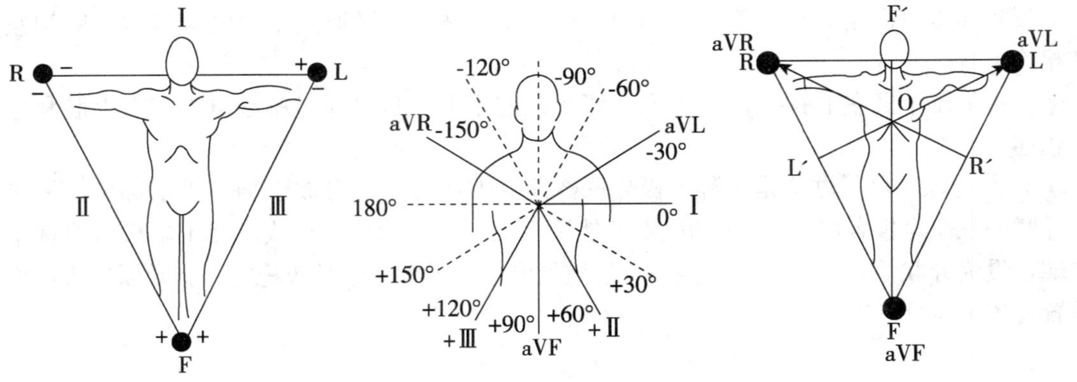

图 6-2　肢体导联的导联轴及额面六轴系统示意图

2. 胸导联轴　由于胸导联各探查电极放置的部位基本上在同一水平面上，按上述方法也可画出各胸导联的导联轴。“O”点为电偶的中心，近探查电极一侧为正，以实线表示，另一侧为负、以虚线表示。

二、心电图各波段的组成与命名

（一）心电图各波段组成及临床意义

正常心电活动按以上先后有序的电兴奋传播引起一系列的电位改变，形成心电图上相应的波段，其名称为：P 波、P-R 间期、QRS 波群、S-T 段、T 波、U 波、Q-T 间期。

1. P 波　是反映心房除极过程的电位变化。

2. P-R 间期　反映从心房开始除极至心室开始除极的时间。

3. QRS 波群　反映心室除极过程的电位变化。

4. S-T 段　从 QRS 波群终点至 T 波起点间的线段，反映心室缓慢复极过程的电位变化。

5. T 波　反映心室晚期快速复极过程的电位变化。

6. Q-T 间期　是指 QRS 波群起点至 T 波终点的间距。反映心室除极与复极过程的总时间。

7. U 波　在 T 波后的 0.02s～0.04s 出现的一个小波，其方向与 T 波一致。

（二）QRS 命名

QRS 波群可因检测电极的位置不同而呈多种形态，统一命名如下：首先出现的等电位线以上第一个向上的波为 R 波；R 波之前向下的波为 Q 波；R 波之后向下波为 S 波；S 波之后向上的波为 R′波；R′波之后向下的波为 S′波；如果 QRS 波群均向下时为 QS 波（图 6-3）。

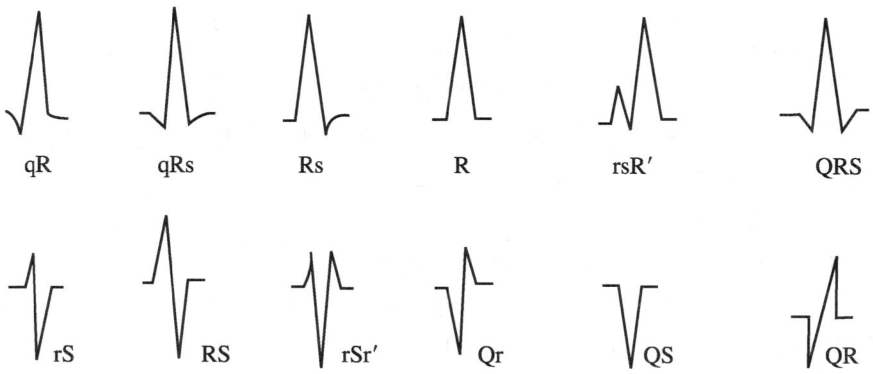

图 6-3　QRS 命名

三、心电图描记

在描记心电图时，要想获得一份合格的心电图，除要求有性能符合标准的心电图机外，同时还要求环境符合条件，受检者配合以及正确的操作方法。

（一）描记前准备和注意事项

1. 室内保持温暖，以避免因寒冷而引起肌电干扰。

2. 初次做心电图，做好解释工作，消除紧张。

3. 检查床的宽度不应窄于 80cm，以免肢体紧张而引起肌电干扰。

4. 使用交流电源的心电图机必须接可靠的专用地线。

5. 女性乳房下垂者应托起乳房，将 V_3、V_4、V_5电极安放在乳房下缘胸壁上，而不应该安置在乳房上。

（二）操作方法

1. 接通电源　使用交流电源的心电图机在连接好地线后接通电源，预热 5 分钟。

2. 连接导联线　用导电膏涂擦放置电极的皮肤，使电极与皮肤充分接触。上肢电极一般放置在腕关节上方（屈侧）3cm 处，下肢一般放在小腿内踝上方 3cm 处。按照统一标准，准确安放常规 12 导联心电图电极的位置。肢体导联线红（R）、黄（L）、绿（F）、黑（RF）四种颜色，分别与右上肢、左上肢、左下肢、右下肢相连。胸导联为白色导线，其末端颜色不同，有红、黄、绿、棕、黑、紫六色，分别放置在 V_1、V_2、V_3、V_4、V_5、V_6 的相应位置。

3. 校对定标电压和走纸速度　将走纸速度设为 25mm/s，定标电压设为 1mV＝10mm。在操作开关自“关闭”转到“观察”时，转动基线调节钮，将描笔置于中间位置。

4. 描记方波　采用标准灵敏度：10±0.2mm/mV；描记方波即“打标准”（按动 1mv 定标电压按钮，再调节灵敏度使 1mv 标准电压描笔振幅为 10mm），并在每次变换灵敏度时，都要再描记一次定标方波。

5. 切换导联　依次描记Ⅰ、Ⅱ、Ⅲ、aVR、aVL、aVF 、V_1、V_2、V_3、V_4、V_5、V_6 等 12 个导联的心电图。用手动方式记录心电图时，每次切换导联后，必须等到基线稳定后再启动记录纸，每个导联记录的长度不应少于 3～4 个完整的心动周期。

6. 整理与记录　将心电图机面板上各控制按钮恢复原位，松解电极，取下记录纸。在心电图上标出导联名称、患者姓名、性别、年龄、描记时间等。

知识链接

智能数字化心电图机

目前国内多数综合性医院已用智能数字化心电图机取代传统的心电图机进行心电图检查，虽然其型号、产地等不同，但它有以下特点：

1. 中英文菜单显示，触摸屏操作，仅需按键一次。采集时间短，热敏打印。

2. 多道心电波形采用当今尖端技术进行同步采集和分析，提供一份有十余项心电参数的分析报告，不需人工测算。心电波形、分析结果也可在清晰的液晶屏上显示，直接作出诊断，当出现心律不齐时屏幕上的节律导联波以红色显示。

3. 可进行运动负荷后测试、动态心电图检查。

4. 大容量数据储存功能，可以在局域网内传输。

5. 连续的比较功能，比较最近 5 个心电图波形，了解心电图随时间的变化；特强的监护功能，在液晶屏上直观显示监护任意导联心电波形、心率，全自动存储异常心电波形并报警。

6. 设有最先进的数字滤波系统，自动消除肌电、交流干扰，自动调整基线，获得稳定波形。

第二节　正常心电图

一、心电图测量

（一）心电图记录纸

心电图记录纸由纵线和横线划分成各为 $1mm^2$ 的小方格。当走纸速度为 25mm/s 时，每两条纵线间（1mm）表示 0.04s，当标准电压 1mV＝10mm 时，两条横线（1mm）表示 0.1mV。

（二）心率计算

心律整齐时，可测量 R－R 或 P－P 间隔时间（通常测量 R－R 的间隔时间），以秒为单位，除 60，所得的数值即为心率。心率＝60 / R－R（或 P－P）间期，例如：R－R 间期为 0.8 秒，则心率为 60/0.8＝75 次/分。若心律不规则，则需测量 5～10 个 R－R 或 P－P 的间隔时间，取其平均值，然后除 60，得出心率。或查表推算出心率。

（三）各波段振幅、时间的测量（图 6－4）

测量正向波的高度时，应以等电位线上缘垂直地测量到波形的顶端；测量负向波的深度时，应以等电位线下缘垂直地测量到波形的底端；测量各波时间应自波形起点的内缘测至波形终点的内缘。

（四）平均心电轴

心电轴一般指的是平均 QRS 电轴，它是心室除极过程中全部瞬间向量的综合（平均 QRS 向量）。

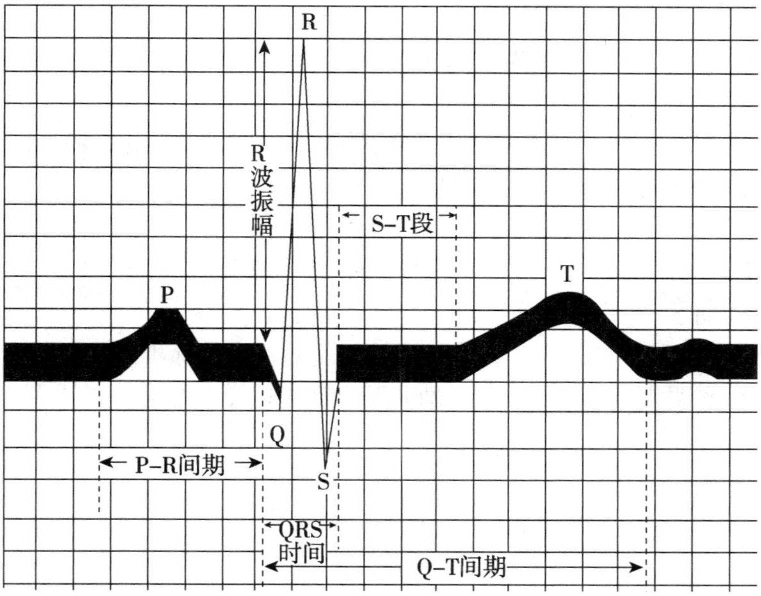

图 6-4　心电图各波段的测量

1. 测量方法　有目测法和振幅法，最简单实用的是目测法。

(1) 目测法：观察Ⅰ和Ⅲ导联主波方向来判断心电轴（图 6-5）。

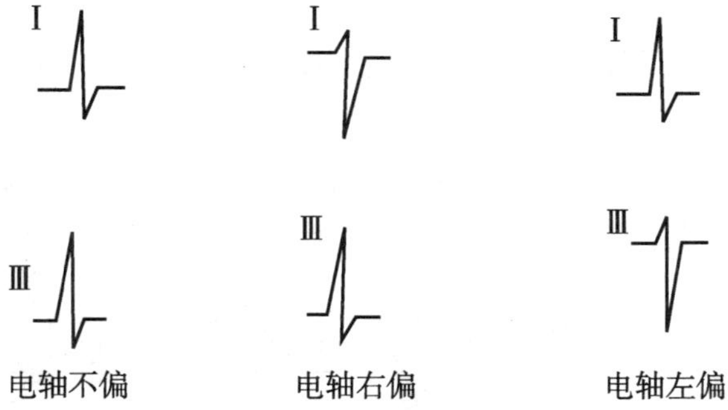

图 6-5　心电轴目测法示意图

Ⅰ和Ⅲ导联 QRS 主波均向上，电轴不偏；Ⅰ导联 QRS 主波均向下，Ⅲ导联 QRS 主波向上，电轴右偏；Ⅰ导联 QRS 主波向上，Ⅲ导联 QRS 主波向下，电轴左偏。

(2) 振幅法：先测出Ⅰ导联和Ⅲ导联 QRS 波群的振幅代数和，然后将Ⅰ导联 QRS 振幅数值标记在Ⅰ导联轴上，将Ⅲ导联 QRS 振幅数值标记在Ⅲ导联轴上，各作一垂线；两垂线相交于 A 点，将电偶中心 O 点与 A 点相连，OA 即为所求的心电轴。OA 与Ⅰ导联轴正侧段的夹角为心电轴的角度。

2. 临床意义　正常心电轴范围为－30°～＋90°之间；电轴位于－30°～－90°范围为心电轴左偏；位于＋90°～＋180°范围为心电轴右偏；位于－90°～－180°范围，传统上称为电轴极度右偏，近年主张定义为“不确定电轴”。心电轴偏移，可为生理性或病理性原因引起。

二、心电图波形特点与正常值

正常 12 导联心电图波形特点见图 6－6。

（一）P 波

1. 形态　多呈圆钝形，可有切迹，峰间距＜0.04s。Ⅰ、Ⅱ、aVF、V_4～V_6 直立，aVR 倒置。其余导联可呈双向、倒置或低平。

2. 时间　小于 0.12s。

3. 电压　肢体导联一般小于 0.25mV。胸导联一般小于 0.20mV。

（二）P－R 间期

从 P 波的起点到 QRS 的起点，代表心房除极至心室开始除极的一段时间。

正常成人 PR 间期为 0.12s～0.20s。幼儿及心动过速者可缩短；老人及心动过缓者可略延长，不超过 0.22s。

（三）QRS 波群

1. 时间　正常成年人 QRS 时间小于 0.12s，多为 0.06s～0.10s。

2. 形态与电压

（1）肢导联形态：Ⅰ、Ⅱ导联 QRS 主波一般向上，aVR 导联的 QRS 主波向下。可呈 QS、rS、rSr′或 Qr 型。aVL 和 aVF 导联的 QRS 可以是 qR、Rs 或 R 型。电压：R_{aVR}＜0.5mV，R_{I}＜1.5mV，R_{aVL}＜1.2mV，R_{aVF}＜2.0mV。

（2）胸导联形态：胸导联 R 波自 V_1 至 V_6 逐渐增高，S 波逐渐变小。V_1、V_2 导联：R/S＜1，V_3、V_4 导联：R/S ≈1，V_5、V_6 导联：R/S＞1。电压：R_{V5}＜2.5mv，$R_{V5}+S_{V1}$＜3.5mV（女）或 4.0mV（男），R_{V1}＜1.0mV，$R_{V1}+S_{V5}$＜1.2mV。

任何肢体导联正向波和负向波绝对值相加不应小于 0.5mV，任何胸导联正向波和负向波绝对值相加不应小于 0.8mv。否则为低电压。

（3）室壁激动时间（VAT）：指由 QRS 波群起点到 R 波波峰至基线的垂线之间的水平距离。正常人 V_1、V_2 不超过 0.04 秒，V_5、V_6 不超过 0.05 秒。

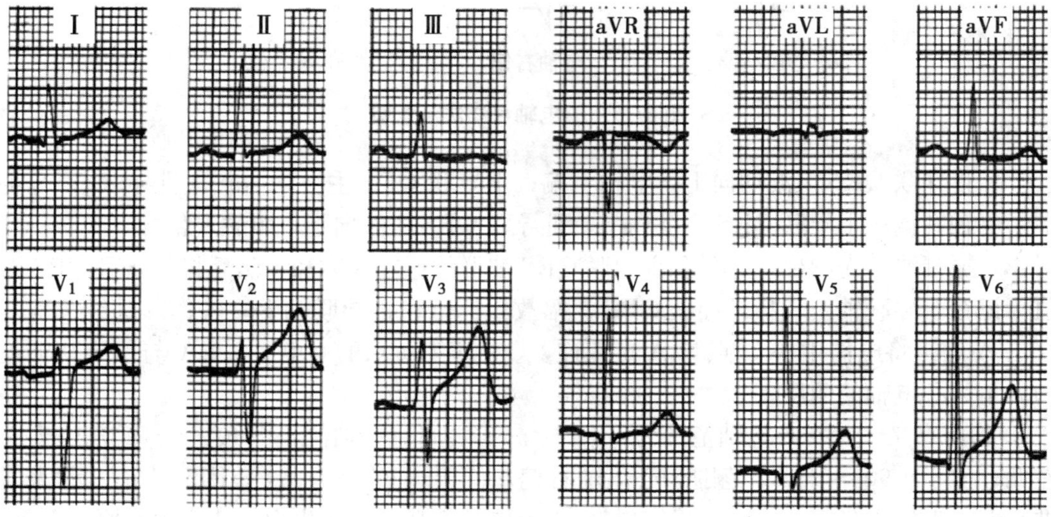

图 6－6　正常心电图

(4) Q 波：除 aVR 外，正常 Q 波时间小于 0.04s。电压小于同导联 R 波的 1/4。正常 V_1、V_2 导联不应有 Q 波（可呈 QS 形），V_5、V_6 导联可有正常的 Q 波。

（四）S－T 段

1. S－T 段下移　任何导联 S－T 段下移不应超过 0.05mV。

2. S－T 段上移　V_1～V_2 导联不超过 0.3mV，V_3 导联不超过 0.5mV。肢导联和 V_4～V_6 导联不超过 0.1mV。

（五）T 波

1. 方向与形态　在正常情况下，T 波方向大多与 QRS 波群主波方向一致。T 波方向在Ⅰ、Ⅱ、V_4～V_6 导联向上，aVR 向下，Ⅲ、aVL、aVF、V_1～V_3 导联可以向上、双向或向下。若 V_1 导联 T 波向上，则 V_2～V_6 导联就不应再向下。

2. 电压　R 波为主导联中，不低于同导联 R 波的 1/10。

（六）Q－T 间期

Q－T 间期长短与心率密切相关，心率越慢 Q－T 间期则越长。心率为 60～100 次/分时，Q－T 间期的正常范围为 0.32s～0.44s。为了避免受心率的影响，常用校正的 Q－T 间期，即 Q－Tc。正常 Q－Tc 不超过 0.44s，一般女性的 Q－Tc 间期较男性略长。

（七）U 波

T 波之后 0.02～0.04s 出现的振幅很低的波，方向与 T 波相同，以 V_3～V_4 导联较明显。U 波过高见于低钾血症。

三、心电图分析方法与临床应用

要充分发挥心电图检查在临床上的诊断作用，单纯地死记硬背某些心电图正常值或诊断标准是远远不够的。只有熟练把握心电图分析方法和技巧，善于把心电图的各种变化与具体病例的临床情况结合起来，才可能对心电图作出正确的诊断和解释。

（一）分析方法

1. 将各导联的心电图大致浏览一遍，注意有没有交流电或肌肉震颤干扰，基线是否稳固，导联有无连接错，定标电压是否标准，导线松脱或断线等伪差。

2. 计算心率　测定 P－P 或 R－R 间期，计算心房率或心室率。

3. 测量心电轴　观察Ⅰ导联和Ⅲ导联 QRS 的主波方向。

4. 观察和测量各导联的 P 波、QRS 波群、S－T 段和 T 波的形态、方向、电压和时间，测量 P－R 间期、Q－T 间期时间，判断是否正常。

5. 做出诊断　结合临床资料，作出心电图诊断：正常心电图、大致正常心电图、可疑心电图、不正常心电图。

（二）临床应用

1. 心电图对各种心律失常的诊断具有确诊价值。

2. 特征性心电图改变和演变是诊断心肌梗死实用而可靠的方法。

3. 协助诊断房室肥大、心肌受损和缺血、电解质紊乱。

4. 心电图已被广泛应用于除循环系统疾病之外各种危重患者的抢救、手术麻醉、用药观察、航天、登山运动的心电监测等。

注意：瓣膜活动、心音变化、心肌功能状态等，心电图不能提供直接判定。心电图正常不能完全排除心脏病，心电图异常不完全由心脏病引起，需结合临床综合分析。

第三节 常见异常心电图

一、心房、心室肥大

（一）心房肥大

1. 右心房肥大 心电图表现为：①P 波尖而高耸，其振幅≥0.25mV，以Ⅱ、Ⅲ、aVF 导联表现得最为突出，又称“肺型 P 波”；② V_1 导联 P 波直立时，振幅≥0.15mV，如 P 波呈双向时，其振幅的算术和≥0.20mV。常见于肺源性心脏病。

2. 左心房肥大 心电图表现为：①Ⅰ、Ⅱ、aVR、aVL 导联 P 波增宽，其时限≥0.12s，常呈双峰型，两峰时距≥0.04s，以Ⅰ、Ⅱ、aVL 导联明显，又称“二尖瓣型 P 波”；② V_1 导联上 P 波常呈先正而后出现深宽的负向波。常见于风湿性心脏病二尖瓣狭窄。

3. 双心房肥大 心电图表现为：①P 波增宽≥0.12s，其振幅≥0.25mV。② V_1 导联 P 波高大双相，上下振幅均超过正常范围。常见于先天性心脏病。

（二）心室肥大

1. 左心室肥大 心电图表现为：

（1）QRS 波群电压增高，常用的左室肥大电压标准如下（图 6-7）：

1）胸导联：R_{V_5} 或 R_{V_6} >2.5mV；$R_{V_5}+S_{V_1}$ >4.0mV（男性）或>3.5mV（女性）。

2）肢体导联：R_{I} >1.5mV；R_{aVL} >1.2mV；R_{aVF} > 2.0mV；$R_{I}+S_{III}$ >2.5mV。

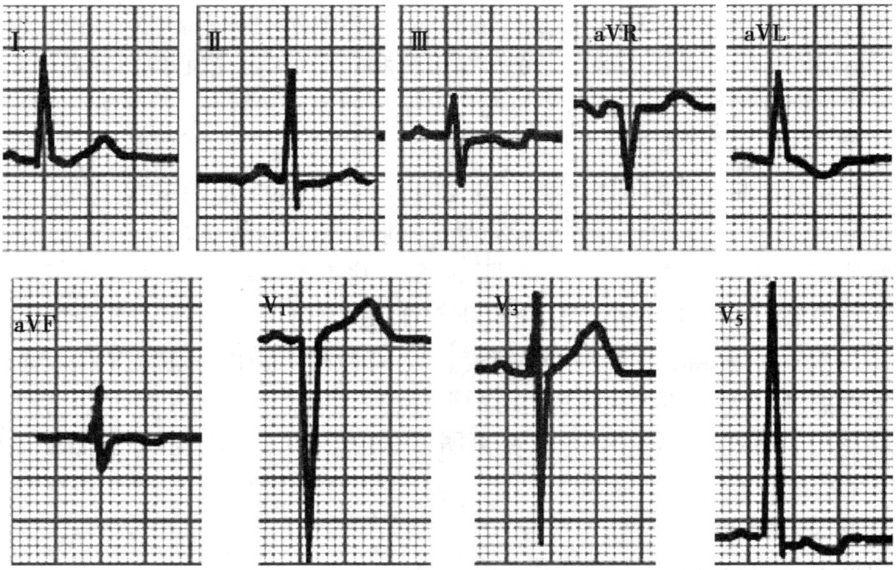

图 6-7 左心室增大

（2）心电轴偏移，可出现额面 QRS 心电轴左偏。

（3）QRS 波群时间延长到 0.10s～0.11s，但一般仍<0.12s。

（4）在 R 波为主的导联，其 S-T 段可呈下斜型压低达 0.05mV 以上，T 波低平、双向或倒置。在以 S 波为主的导联（如 V_1 导联）则反而可见直立的 T 波。当 QRS 波群电压增高同时伴有 ST－T 改变者，称左心室肥大伴劳损。

在左心室高电压基础上，结合其他阳性指标之一，一般可以诊断左心室肥大。符合条件越多，诊断可靠性越大。如仅有 QRS 电压增高，而无其他任何阳性指标者，应慎重诊断左心室肥大。左心室肥大常见于高血压心脏病和冠心病等。

2. 右心室肥大　心电图表现为：

（1）右心室高电压：①V_1 导联 R/S≥1；②R_{V_1} ＞1.0mV 或 $R_{V_1}+S_{V_5}$ ＞1.2mV；③R_{aVR}＞0.5mV 或 aVR 导联 R/S≥1。

（2）心电轴右偏≥＋90°（重者≥110°）。

（3）QRS 波群时限多正常。

（4）ST－T 改变：V_1～V_3 导联 ST 段压低，伴 T 波双向或倒置（图 6－8）。

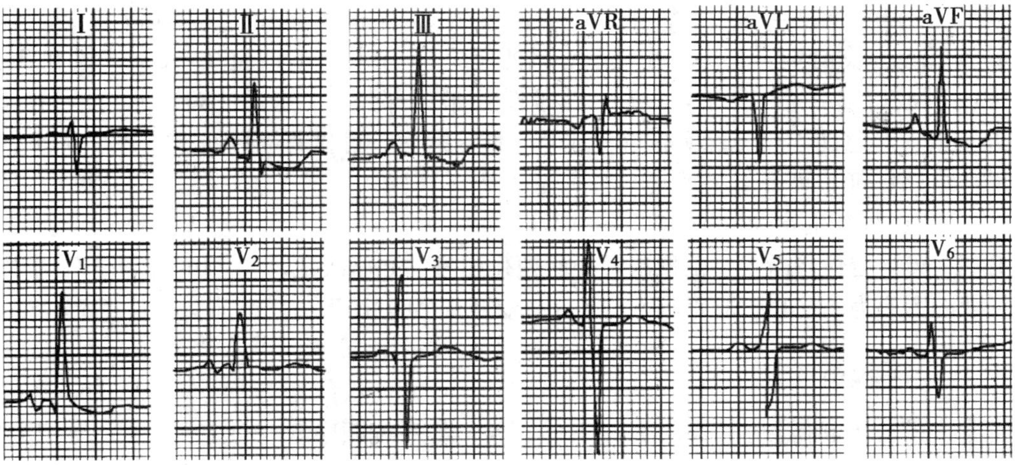

图 6－8　右心室肥大

当右心室高电压同时伴有 ST－T 改变者，称为右心室肥大伴劳损。心电图对右心室肥大的诊断并不敏感，心电轴右偏、V_1 导联 R/S≥1 及 R_{aVR} 电压升高是诊断右心室肥大的较可靠指标，其他各项仅有参考意义。右心室肥大常见于肺源性心脏病、风湿性心脏膜病等。

二、心肌梗死

（一）心肌梗死的基本图形

冠状动脉发生闭塞后，心电图可先后出现缺血、损伤和坏死的图形。各部位心肌接受不同冠状动脉分支的血液供应，因此图形改变常具有明显的区域特点。

1. “缺血型”改变　冠状动脉急性闭塞后，最早出现的变化是缺血型 T 波改变。通常缺血最早出现在心内膜下肌层，出现 T 波高耸而直立。若缺血发生在心外膜下肌层，出现 T 波倒置。

2. “损伤型”改变　随着缺血进一步加重，就会出现损伤型改变，主要表现为面向损伤心肌的导联出现 S－T 段抬高。

3. “坏死型”改变　更进一步的缺血导致心肌细胞变性坏死。表现为面向坏死区的导联出现病理性 Q 波（时间≥0.04s，振幅≥ 1/4R），或者呈 QS 波。

（二）心肌梗死的图形演变及分期

心肌梗死的心电图除了具有特征性的改变外，它的图形演变也对诊断具有重要意义。根据演变过程可分为：早期（也称超急性期）、急性期、近期（也称亚急性期）和陈旧期（愈合期）的典型演变过程。

1. 早期（超急性期）　急性心肌梗死发生数分钟后，首先出现短暂的心内膜下心肌缺血，心电图上产生高大的 T 波，之后迅速出现 ST 段呈斜型抬高，与高耸直立的 T 波相连。尚未出现病理性 Q 波。

2. 急性期　开始于梗死后数小时或数日，可持续数周。S－T 段呈弓背向上抬高，抬高显著者可形成单向曲线，继而逐渐下降；直立的 T 波开始倒置，并逐渐加深。病理性 Q 波、S－T 段抬高和 T 波倒置可同时并存。

3. 近期（亚急性期）　出现于梗死后数周至数月，以坏死及缺血图形为主要特征。抬高的 S－T 段基本恢复至基线，病理性 Q 波持续存在，T 波由倒置较深逐渐变浅。

4. 陈旧期（愈合期）　出现在急性心肌梗死 3～6 个月之后或更久，S－T 段和 T 波恢复正常或 T 波持续倒置、低平，只存留病理性 Q 波。部分患者病理性 Q 波也可消失。

近年来，对急性心肌梗死实施溶栓或介入性治疗后，可显著缩短病程，并改变急性心肌梗死的心电图特征，可不再呈现典型的演变过程。

（三）心肌梗死的定位诊断

心肌梗死的定位诊断主要根据出现心肌梗死图形的导联决定，如：Ⅱ、Ⅲ、aVF 导联出现心肌梗死的图形为下壁心肌梗死，V_1～V_5 出现心肌梗死的图形为广泛前壁心肌梗死等。

三、心律失常

正常人的心脏起搏点位于窦房结，并按正常传导系统顺序激动心房和心室。如果心脏激动的起源异常或/和传导异常，称为心律失常。

（一）窦性心律失常

窦性心律的心电图特点为：①P 波规律出现，且 P 波形态来自窦房结（即 P 波在Ⅰ、Ⅱ、aVF、V_4～V_6 导联直立，在 aVR 导联倒置）；②P－R 间期 0.12～0.20s；③正常窦性心律的频率一般为 60～100 次/分。

1. 窦性心动过速　成人窦性心律频率大于 100 次/分称为窦性心动过速。心电图特点：①具有窦性心律的特点；②心率＞100 次/分，一般不超过 160 次/分（图 6－9）。

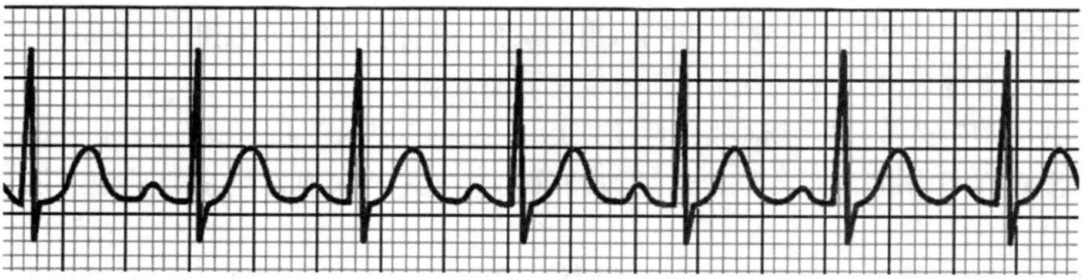

图 6－9　窦性心动过速

2. 窦性心动过缓　成人窦性心律频率低于 60 次/分称为窦性心动过缓。心电图特点：①具有窦性心律的特点；②心率＜60 次/分。

3. 窦性心律不齐 窦性心律节律不规则称为窦性心律不齐。心电图特点：①具有窦性心律的特点；②在同一导联上，两个 P－P 间期相差＞0.12s。窦性心律不齐常与窦性心动过缓同时存在（图 6－10）。

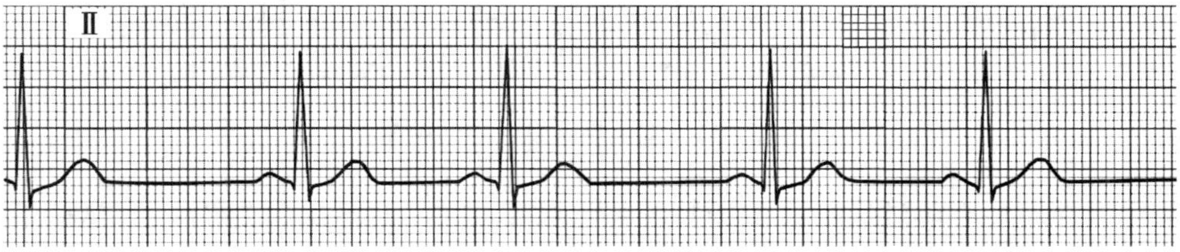

图 6－10 窦性心动过缓及窦性心律不齐

（二）期前收缩

期前收缩是窦房结以外的异位起搏点提前发出的激动，又称过早搏动，是临床上最常见的心律失常。按异位起搏点的位置可分为房性、交界性及室性期前收缩三种，其中以室性期前收缩最为多见。早搏每分钟在 5 次以上的，称为频发性早搏，每分钟不足 5 次的为偶发性早搏。在每个正常搏动后出现一次期前收缩，称为二联律。期前收缩的心电图特征为：

1. 房性期前收缩 ①提前出现的 P′波，形态与窦性 P 波略不同；②P′－R 间期＞0.12s；③QRS 波群形态多正常；④代偿间歇多不完全。

2. 交界性期前收缩 ①提前出现的 QRS 波群，形态多为正常；②逆行 P′波可出现于 QRS 波群之前（P′－R 间期＜0.12s）、之后（R－P′间期＜0.20s）或者与 QRS 波群相重叠不易辨认；③多为完全的代偿间歇。

3. 室性期前收缩 ①提前出现的 QRS 波群，其前无 P 波；②QRS 波群宽大畸形，时间＞0.12s，T 波方向常与 QRS 主波方向相反；③代偿间歇完全（图 6－11）。

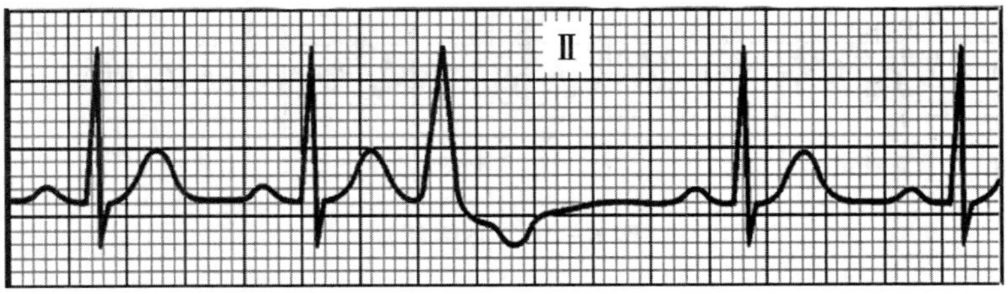

图 6－11 室性期前收缩

（三）阵发性心动过速

阵发性心动过速是一种发作性的快速异位心律，由心脏的异位起搏点自律性增高或折返激动导致出现连续 3 次或 3 次以上的期前收缩。按激动起源部位，阵发性心动过速可分为房性、交界性和室性三种。房性和交界性阵发性心动过速时 P 波难以辨认，故统称为阵发性室上性心动过速。

1. 阵发性室上性心动过速 心电图特征：①突然发作、突然终止的特点；②发作时频率在 160～250 次/分，心律绝对规则；③QRS 波群形态一般正常（若伴有室内差异传导，QRS 波群可宽大畸形）（图 6－12）。

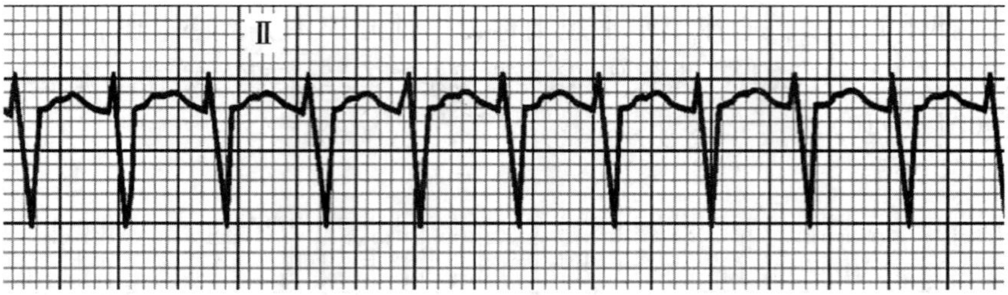

图 6-12　室上性阵发性心动过速

2. 阵发性室性心动过速　心电图特征：①频率多在 140～200 次/分，节律稍不规则；②QRS 波群宽大畸形＞0.12 秒，③多无 P 波，如能发现 P 波，P 波与 QRS 波群无关，频率比 QRS 波群慢；④偶有心室夺获和室性融合波（图 6-13）。

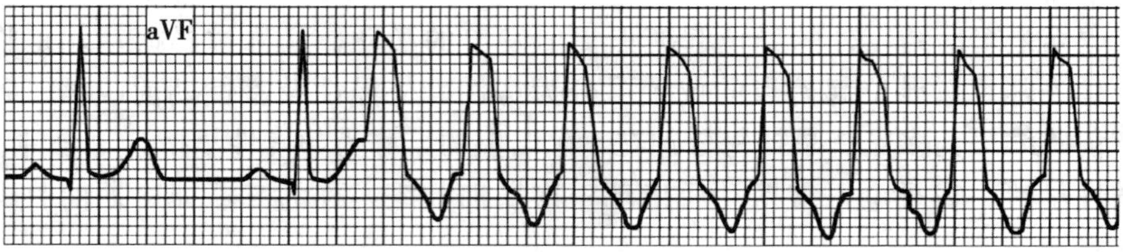

图 6-13　阵发性室性心动过速

（四）心房颤动与心室颤动

1. 心房颤动　心电图特点：①各导联 P 波消失，而代之以大小不一，形态不同、间隔不等的 f 波，频率 350～600 次/分；②R-R 间期绝对不规则；③QRS 波一般不增宽（图 6-14）。

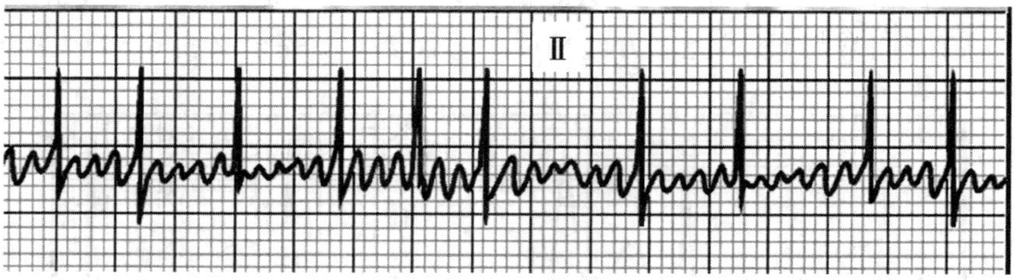

图 6-14　心房颤动

2. 心室颤动　是最严重的快速异位心律。是心脏骤停前的短暂征象。心电图特点：QRS-T波群消失，代之以大小不等，极不均匀的颤动波，频率在 200～500 次/分（图 6-15）。

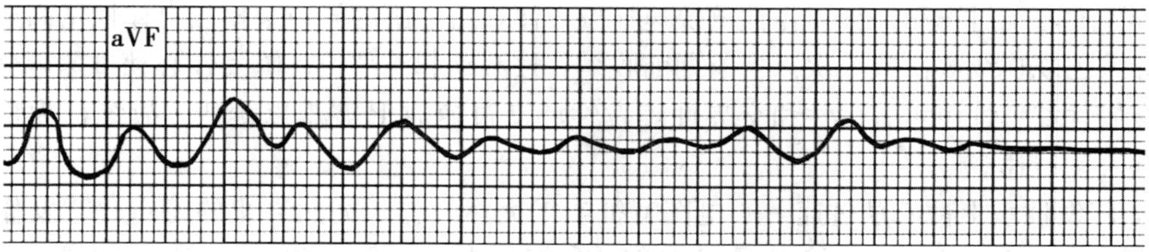

图 6-15　心室颤动

自 测 题

一、A 型题

1. 不符合阵发性室性心动过速心电图特点的是
   A. 连续 3 次以上的室性早搏
   B. 心室率超过 140 次/分
   C. P 波与 QRS 波群常有关
   D. 可见室性融合波
   E. QRS 波群宽大畸形

2. 关于房性早搏的心电图特征，不正确的是
   A. 有提早出现的 P′波
   B. P－R 间期＞0.12s
   C. P′波与窦性 P 波形态常不同
   D. 代偿间歇不完全
   E. 多数 P′波后 QRS 波群宽大畸形

3. 关于心房颤动心电图表现叙述不正确的是
   A. R－R 间距绝对不等
   B. P 波消失
   C. 心室率大于心房率
   D. V_1 导联的颤动波最清楚
   E. QRS 波群形态正常或畸形

4. 左心室肥大时，心电图上最重要的诊断指标是
   A. 额面电轴左偏
   B. 左心室高电压
   C. ST－T 段继发性改变
   D. QRS 波群时限延长
   E. 右心室高电压

5. 急性心肌梗死最早出现的心电图改变是
   A. P－R 间期延长
   B. 病理性 Q 波
   C. T 波高耸
   D. T 波倒置
   E. S－T 段是单向曲线抬高

6. 心电图检查时，连接红色肢体导联线的电极应连接
   A. 右上肢
   B. 右下肢
   C. 左下肢
   D. 胸前
   E. 左上肢

7. 正常心电图，P 波一定倒置的导联是
   A. Ⅰ导联
   B. aVL 导联
   C. Ⅱ导联
   D. 胸导联
   E. aVR 导联

8. 常规心电图上平均 P－P 间距为 15 小格，心律规则，其心率为
   A. 60 次/分
   B. 90 次/分
   C. 80 次/分
   D. 70 次/分
   E. 100 次/分

9. Ⅰ、Ⅲ导联 QRS 波群主波方向都向上，则心电轴
   A. 不偏
   B. 轻度左偏
   C. 轻度右偏
   D. 重度左偏
   E. 重度右偏

10. 心电图诊断心房颤动最重要的证据是
A. 出现异常 P 波
B. P 波消失，代之以 f 波
C. R－R 间距不规则
D. QRS 波群形态不一致
E. 心室率快

11. QRS 波群只表现为一个向下的大波时，其命名应该是
A. S 波
B. Q 波
C. QS 波
D. qS 波
E. q 波

12. 在心电图上 P 波反映的是
A. 窦房结除极
B. 窦房结复极
C. 心房除极
D. 心房复极
E. 房室结除极

13. 关于胸导联电极的安放，下列哪项不正确
A. V_1—胸骨右缘第四肋间
B. V_2—胸骨左缘第四肋间
C. V_3—V_2 与 V_4 连线中点
D. V_4—左锁骨中线与第 5 肋间交点
E. V_5—左第 5 肋间腋中线处

14. 右房肥大的心电图表现为
A. P 波高而宽
B. P 波增宽
C. P 波出现切迹
D. P 波尖锐高耸
E. P 波呈双峰状

15. 关于室性早搏的心电图特点不正确的是
A. 提前出现的宽大 QRS 波
B. 宽大 QRS 波前无 P 波
C. 其 T 波方向与 QRS 主波方向相反
D. 代偿间期不完全
E. QRS 波时间＞0.12S

16. 心电图上 U 波明显增高常见于
A. 高血钾
B. 高血钙
C. 低血钾
D. 低血钙
E. 低血镁

17. 患者突发心悸，心电图示心率 180 次/分，QRS 波时间 0.08 秒，R－R 绝对整齐，常见于
A. 房室交界性逸搏心率
B. 阵发性室上性心动过速
C. 阵发性室性心动过速
D. 窦性心动过速
E. 心房颤动

18. 做心电图时，接左上肢导联线的颜色为
A. 红色
B. 黄色
C. 绿色
D. 白色
E. 黑色

19. 做心电图时，接右下肢导联线的颜色为
A. 红色
B. 黄色
C. 绿色
D. 白色
E. 黑色

20. 反映左、右心房除极过程中的电位和时间变化的是
A. P 波
B. QRS 波群
C. Ta 波
D. T 波
E. U 波

21. 下壁心肌梗死出现心肌梗死图形的导联为
A. V_1、V_2、V_3
B. Ⅱ、Ⅲ、aVF
C. Ⅰ、AVL
D. V_4、V_5、V_6
E. V_7、V_8、V_9

22. 对于急性心肌梗死与心绞痛最有鉴别诊断价值的是
A. 病理性 Q 波
B. S－T 段抬高
C. T 波高耸
D. 冠状 T 波
E. 频发早搏

二、B 型题

（23～25 题共用备选答案）
A. 胸骨右缘第 4 肋间
B. 胸骨左缘第 4 肋间
C. V_2 与 V_4 连线中点
D. 左锁骨中线平第 5 肋间
E. 左腋前线与 V_4 同一水平

23. V_1 导联探查电极放置于
24. V_3 导联探查电极放置于
25. V_5 导联探查电极放置于

（26～30 题共用备选答案）
A. P 波
B. Q－T 间期
C. T 波
D. QRS 波群
E. ST 段

26. 反映心房除极的是
27. 反映心室除极的是
28. 反映心室早期复极过程的是
29. 反映心室晚期复极过程的是
30. 反映心室除极与复极总时间的是

第七章　医学影像检查评估

学习目标

1. 了解X线应用原理、防护知识和常见病变的X线评估。
2. 了解X线、CT、MRI、超声检查方法。
3. 认识常用医学影像检查在健康评估中的应用。
4. 熟悉常用医学影像检查前后的护理。

案例

患者男性，50岁，有慢性支气管炎、肺气肿病史多年，于阵咳后突然出现呼吸困难，右胸刺痛，逐渐加重。为尽快明确诊断，应首先选择哪种影像学检查方法？

医学影像检查是借助于不同的成像手段使人体内器官和结构显出影像，获得直观、准确的健康信息的一种特殊检查方法，是现代医学诊断不可缺少的重要组成部分。目前医学影像检查技术主要包括X线、计算机体层成像（CT）、磁共振成像（MRI）、超声波、数字减影血管造影（DSA）、正电子发射计算机体层成像（PET）等。通过观察与分析人体内部脏器的影像资料，可以协助临床诊断。各种影像检查技术的成像原理不同，在临床应用上各有其优缺点。因此，不同的影像检查技术有各自的适用范围，临床上应针对患者的不同情况合理选择检查方法。

第一节　X线检查

1895年德国物理学家伦琴发现X线以后，很快应用于医学领域，形成了X线诊断学，为医学影像检查奠定了基础。目前，X线诊断学仍是医学影像学的主要内容，临床应用最为广泛。了解X线特点、X线检查方法及临床应用，熟悉X线检查前后的护理是护士必备的基本知识。

一、X线应用原理

（一）X线的产生和特性

1. X线的产生　X线是真空管内高速运行的电子群撞击钨靶时产生的波长介于γ射线和紫外线之间的一种电磁波。其发生装置包括X线管及其支架、变压器、操作台三部分。

2. X线的特性　①穿透性：是X线成像的基础，X线是波长很短的电磁波，具有强穿透力，能穿透一般可见光不能穿透的物质；②荧光效应：是X线透视检查的基础，X线能激发荧光物质（如钨酸钙等），使波长短的X线转换成波长长的肉眼可见的荧光；③感光效应：是X线摄片的基础，X线照射涂有溴化银的胶片后，可使其感光产生潜影，经显影定影处理便形成了黑白间不同灰度的影像；④电离与生物效应：这是X线放射治疗的基础，也是X线防护的原因，X线进入人体可使细胞结构产生生物学方面的改变而导致人体损害。

（二）X线成像的基本原理

1. 自然对比　人体组织结构有密度差别，在X线上形成黑白对比影像，称为自然对比。按人体组织结构密度高低可分为高密度（骨骼和钙化）、中等密度（肌肉、软骨、体液和实质器官等）、较低密度（脂肪）和低密度（气体）四类，在X线胶片上依次显示白色、灰白、灰黑和黑色阴影。

2. 人工对比　对于缺乏自然对比影像的组织或器官，可人为地导入一定量的某种物质（称造影剂或对比剂），提高或减低检查部位的密度，使之产生明显对比而显影，称为人工对比或造影检查。

二、X线检查方法及检查前准备

（一）普通检查

1. 透视　是使X线透过人体检查部位在荧光屏上显影的检查方法。主要应用于胸部检查、胃肠造影检查、心血管造影检查、血管介入治疗。其优点是：①可以动态观察器官活动情况；②可以转动体位多方位观察；③操作快捷简便；④检查费用低廉；⑤可以快速得出结论。其缺点是：①图像不清晰，分辨率较低；②患者接受X线照射多，对人体有损害；③记录不能保存，不能进行动态观察。

2. X线摄影（摄片）　是X线透过人体检查部位使胶片感光形成影像的检查方法。主要应用于呼吸、消化、泌尿及骨骼等系统的常规检查。其优点是：应用范围广，患者接受X线照射量较少，对比度与清晰度较好，资料可永久保存，供教学科研或复查对照。其缺点是检查的范围受胶片大小所限制，不能观察器官运动功能。

3. 透视和X线摄影检查前准备　检查前应向患者说明检查目的、方法、注意事项并指导其在检查中配合，以消除患者的紧张情绪。应除去检查部位厚层衣服及金属物品，避免干扰影像。除急腹症外，腹部摄片应先清洁肠道，使摄片不受肠道气体或粪便干扰。创伤或危重患者应减少搬动并有医护人员陪护。摄片时需要患者屏气等。

（二）造影检查

造影检查是将造影剂引入缺乏自然对比影像的器官内或其周围间隙，使之产生人工密度差，形成黑白对比影像，以显示器官形态结构和功能的方法。

1. 造影剂　按密度高低分为高密度造影剂和低密度造影剂两类。

（1）高密度造影剂：在X光胶片上显示为白色。常用的有硫酸钡和碘剂。硫酸钡主要应用于食管及胃肠造影。碘剂主要应用于支气管、心血管、胆囊、肾盂、脑血管等部位的造影，目前临床上常用的碘剂有泛影葡胺、碘化钠、碘油等。

（2）低密度造影剂：在X光胶片上显示为黑色。常用造影剂有二氧化碳、氧气、空气等。主要应用于蛛网膜下腔、膝关节、腹腔、胸腔及软组织间隙的造影。

2. 造影方法　按造影剂导入途径不同分类：①直接导入法：包括口服法（消化道钡餐造影）、逆行进入法（子宫输卵管造影、泌尿道造影）和穿刺法（心血管造影）；②间接导入法：又称生理排泄法（静脉胆道造影、静脉尿路造影）。是指经静脉注入或口服造影剂，造影剂由血液循环经体内某一器官排泄，使造影剂暂时存于其实质或其通道内而显影。

3. 造影检查前准备

（1）常规准备：各种造影检查前都必须认真准备，严格掌握适应证和禁忌证，以保证检查顺利进行和患者安全。检查前向患者解释检查目的、方法、注意事项、不良反应等。钡剂造影检查较安全。碘剂造影检查需行过敏试验。

（2）碘剂过敏试验：有口服法、皮内注射法、静脉注射法，目前常用的是静脉注射法。应用碘剂造影检查时应注意：①了解患者有无造影检查的禁忌证，如严重心、肝、肾疾病和过敏体质等；②作好解释工作，取得患者合作；③造影前静脉注射30%碘造影剂1ml，观察15分钟，若出现胸闷、气短、咳嗽、恶心、呕吐、皮肤瘙痒和皮疹等，则为碘剂过敏试验阳性，不宜造影检查，此时患者经休息或吸氧后可好转，必要时可应用抗过敏药物处理；若出现周围循环衰竭、心脏骤停、惊厥、喉头水肿和哮喘发作等严重反应时，应立即停止造影检查，进行抗休克、抗过敏和对症治疗。呼吸困难时应吸氧，周围循环衰竭者应用肾上腺素，心脏骤停应立即进行胸外心脏按压等。④因碘剂过敏试验阴性者也可发生过敏反应，所以造影检查前要准备好抢救过敏的药品和器械，要具备抢救能力。

（3）常用部位造影检查前准备

1）胃肠钡餐造影检查前准备：①造影前3天禁用X线不能穿透（如钡、铁、钙剂）和影响胃肠蠕动（多潘立酮、阿托品等）的药物；②造影前1天进无渣半流饮食；③造影前一天晚上12点后禁食与禁水；④有幽门梗阻者提前抽出胃内容物；⑤需在较短时间内观察小肠者可先用多潘立酮等促进胃肠蠕动的药物；需显示黏膜上微小病变时，可肌注阿托品等抗胆碱药降低肠道张力。

2）钡剂灌肠前准备：①灌肠前1天进少渣半流饮食，下午至夜间饮水约1000ml；②灌肠当天禁食早餐；③检查前2小时清洁灌肠；④作气钡双重造影者造影前一天晚上服泻药（如番泻叶）导泻。

3）静脉肾盂造影前准备：①造影前3天禁用重金属药物（如铋、铁、钙剂）；②造影前2天无渣半流饮食；③造影前一天晚上服用泻药（如番泻叶）导泻或清洁灌肠；④造影当天禁食早餐；⑤造影前排空小便，并做碘剂过敏试验。

4）心血管造影前准备：①造影前1天做碘剂过敏试验，并在穿刺部位备皮；②造影前禁食6小时以上；③造影前为患者连接好心电监护仪，准备好其他抢救设备和药品；④指导患者学会做配合动作如用力咳嗽、深吸气、憋气等。

5）子宫输卵管造影检查前准备：①造影时间宜在月经干净后3～7天，造影前3天禁性生活；②造影前1天做碘剂过敏试验；③造影前一天晚上服用泻药（如番泻叶）导泻，必要时清洁灌肠；④造影前排空膀胱、备皮、冲洗阴道。

（三）特殊检查

特殊检查是指利用特殊装置进行X线摄影。包括荧光摄影、软X线摄影、高千伏摄影、体层摄影和放大摄影等。目前上述特殊检查逐渐被CT等所取代，只有软X线摄影还应用于乳腺检查。

（四）数字X线检查技术

数字X线检查技术正在逐步取代传统影像检查技术。所谓的数字X线摄影（DR）就是将普通的X线装置同电子计算机结合起来，使X线成像由模拟图像转换成数字图像的成像技术。数字X线成像方式包括计算机X线成像（CR）、直接数字化X线成像（DDR）和数字减影血管成像（DSA）。

CR的成像原理是X线透过人体后，射到影像板（IP）上，形成潜影，代替X线胶片，显示出数字图像，可进行图像存储和远程传输。DDR是直接将X线转换成数字信号而成像，图像存储、传输方便，无须X线胶片。检查前准备同普通X线检查，但与普通X线检查相比具有图像更清晰、准确度更高、图像保存和管理方便，受检者接受X线照射量少等优点。

三、X线检查防护知识

通常控制照射剂量在容许范围内是不会对人体产生影响的，但X线过量照射会给人体带来辐射危害。因此必须做好放射工作者和患者的防护工作，避免不必要的损害。可以采用时间防护、距离防护和屏蔽防护原则。具体措施包括：①防护设备要求使用能阻隔X线的物质（如铅板）；②尽可能减少检查时间和照射剂量；③避免短期内多次检查；④避免照射到非检查部位，尤其是敏感部位如甲状腺、性腺、头部等；⑤儿童要尽量减少X线检查，孕妇避免下腹部X线检查；⑥工作人员近距离操作时，须穿戴铅衣、铅帽、铅围脖等。

四、常见基本病变X线评估

（一）呼吸系统基本病变X线表现

目前X线检查已成为呼吸系统疾病的常规检查方法，主要用于疾病的早期诊断、疗效观察及群体筛查等，常用摄片法和透视法。

1. 正常胸部X线表现　正常胸部X线表现为：①胸廓：包括软组织和骨骼，胸片上显示较清楚的软组织影有胸锁乳突肌及锁骨上皮肤皱褶影、胸大肌影、女性乳房和乳头影等；骨性胸廓由胸骨、胸椎、肋骨、锁骨及肩胛骨组成；②纵隔：位于两肺之间，其内部结构缺乏良好的自然对比，胸片上除气管、主支气管可以分辨外，其余只能观察其与肺相邻的轮廓；③膈：位于两侧肺野下缘呈圆顶状。在外侧及前后方分别与胸壁相交形成锐利的肋膈角，在内侧与心脏形成心膈角。④胸膜：胸膜极薄，在X线上不显影；⑤气管、支气管：在正位胸片上呈柱状透亮影，约在第5～6胸椎平面分为左、右主支气管，分叉部下壁形成分叉角，正常为锐角；⑥肺：两肺在胸片上显示为均匀一致的透明区域，称肺野。可将两侧肺野纵行分为内、中、外三带，在两侧第2、4肋骨前端下缘连一水平线又将双肺野分为上、中、下三野。肺门影是肺动静脉、支气管和淋巴组织的综合投影，以肺动静脉的投影为主。肺纹理是自肺门至肺野呈放射状分布逐渐变细的树枝状影，主要是由肺动静脉分支组成，其次是支气管和淋巴管。正常胸部正侧位片见图7-1。

2. 肺部基本病变

（1）渗出性病变：X线表现为密度稍高、边缘模糊的云絮状阴影。病变范围广则形成大片实变阴影。常见于急性肺炎、浸润型肺结核、肺水肿等（图7-2）。

（2）增殖病灶：X线表现为密度较高，边缘较清楚的结节状阴影。常见于肺结核、各种慢性肺炎和肉芽肿等。

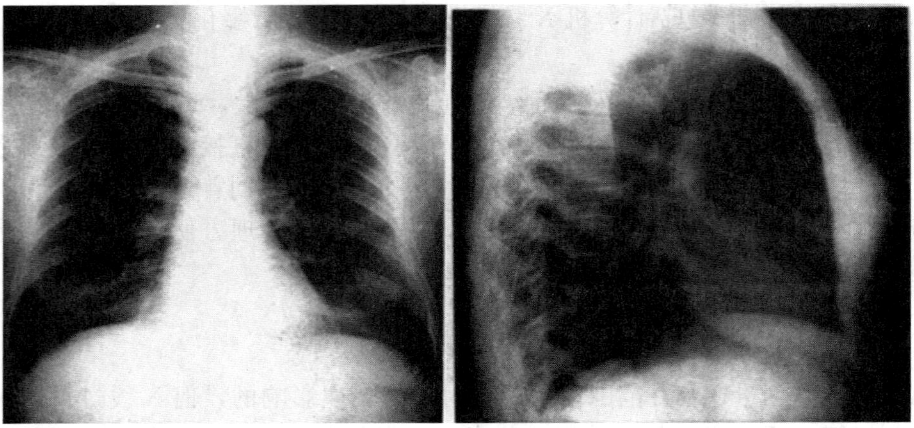

胸部正位片　　胸部侧位片

图 7-1　正常胸部 X 线

（3）肿块：X 线表现为圆形、类圆形或团块状影像。良性肿瘤呈边缘光滑、锐利的球形块影；恶性肿瘤边缘不光整，常有分叶和短毛刺，肿块内常有坏死病变（图 7-3）。

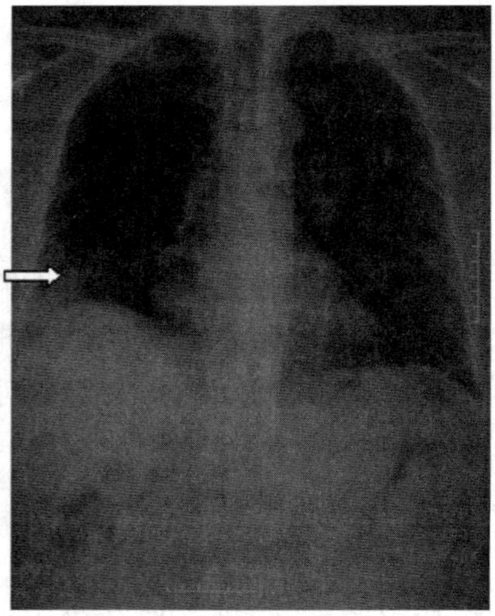

图 7-2　渗出性病变

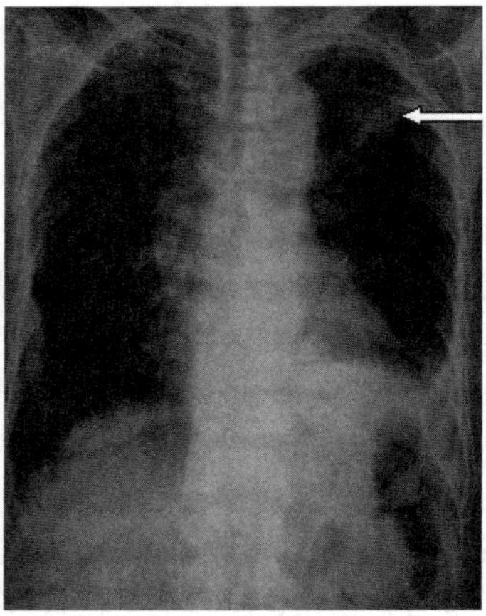

图 7-3　肿块

（4）空洞与空腔：空洞 X 线表现为形态不同的透亮区，周围有壁包绕，其内可有液平面。多见于肺结核、肺脓肿和肺癌等。空腔是指肺内腔隙病理性扩大，X 线表现与空洞相似，但壁薄而均匀，周围无渗出，腔内无液平面。

（5）纤维化：X 线表现为条索状致密影，走行较直；病灶较大时可呈斑片状、大片状致密影，边缘清楚，可引起周围结构向患侧移位，局限性纤维化常见于肺脓肿和肺结核等，弥漫性纤维化常见于弥漫性间质性肺炎、尘肺及放射性肺炎等（图 7-4）。

（6）钙化：X 线表现为形态不一、边缘锐利的高密度影。肺结核钙化表示病变愈合（图 7-5）。

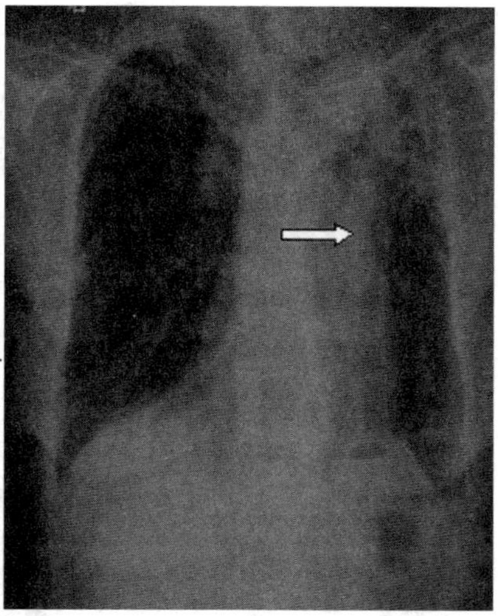

图 7-4　纤维化

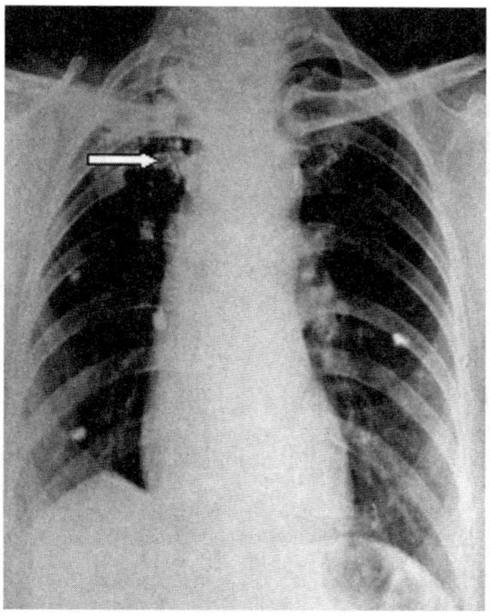

图 7-5　钙化

3. 支气管阻塞表现　依阻塞程度不同分为肺气肿和肺不张。

(1) 肺气肿：X线表现为两肺野透亮度增加，肺纹理稀疏；胸廓呈桶状，肋间隙增宽；膈肌低平，纵隔狭长，心影呈垂位心型（图 7-6）。

(2) 肺不张：X线表现为阻塞远端的肺组织密度均匀增高，肺体积缩小，相邻肺组织可有代偿性肺气肿（图 7-7）。

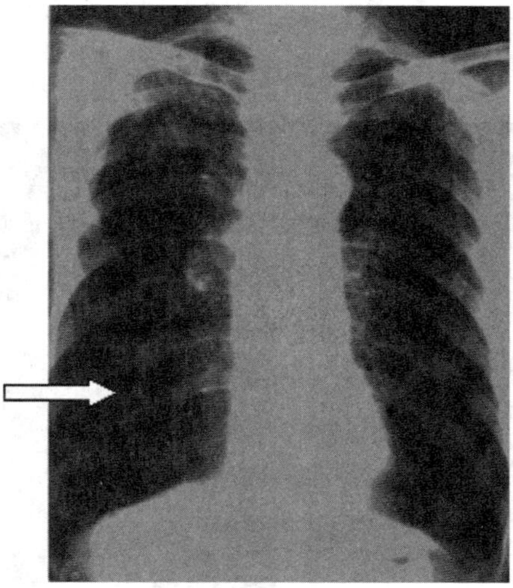

图 7-6　肺气肿

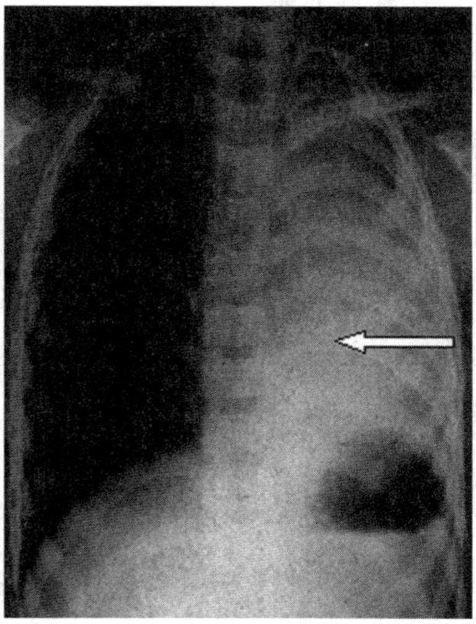

图 7-7　肺不张

4. 胸膜病变

(1) 胸腔积液：X线表现：①少量积液在胸片上难以显示，当积液量达约 300ml 以上，则显示肋膈角变钝、变平，液体随呼吸与体位改变而移动；②中等量积液显示为患侧中下肺野呈均匀致密影，其上缘呈外高内低的斜形弧线，同侧肋膈角消失；③大量积液显示为患侧肺野广泛均匀致密影，纵隔向健侧移位，同侧肋间隙增宽（图 7-8）。

(2) 气胸：X线表现：患侧肺野外上方有无肺纹理的透明区，被压缩的肺边缘呈纤细的线状致密影，膈肌下降，肋间隙增宽，纵隔向健侧移位（图 7－9）。

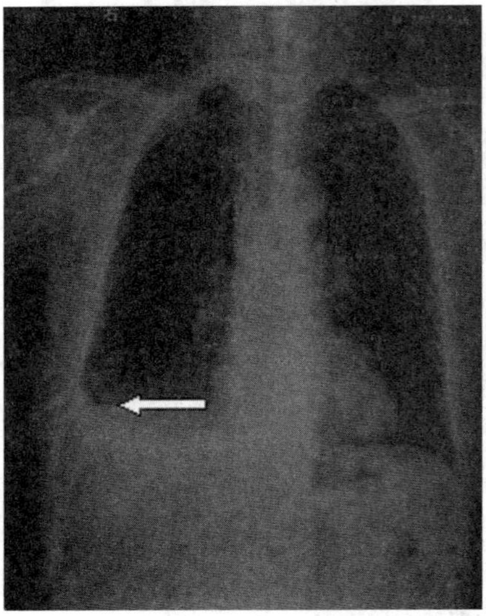

图 7－8　右侧胸腔积液

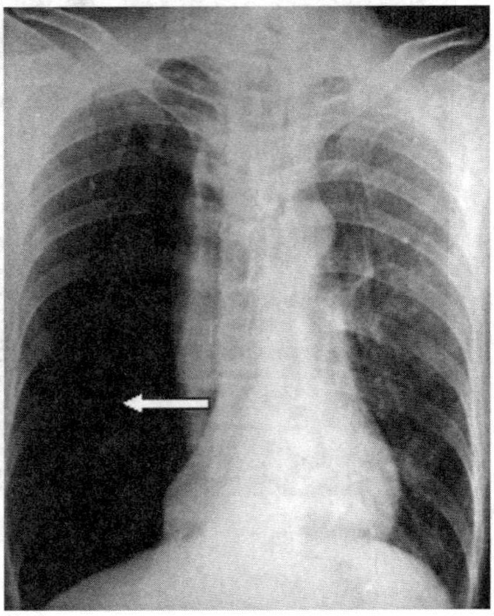

图 7－9　右侧气胸

（二）循环系统常见病变的 X 线表现

（1）二尖瓣型心脏：心脏呈梨形，又称梨形心。X 线表现为心腰段凸出，右心室增大，心尖部圆钝上翘。常见于二尖瓣狭窄、慢性肺源性心脏病和某些先天性心脏病等（图 7－10）。

（2）主动脉型心脏：形如靴形，又称靴形心。X 线表现为心腰段凹陷，左心室增大，心尖向左、下延伸。常见于主动脉瓣关闭不全和高血压性心脏病（图 7－11）。

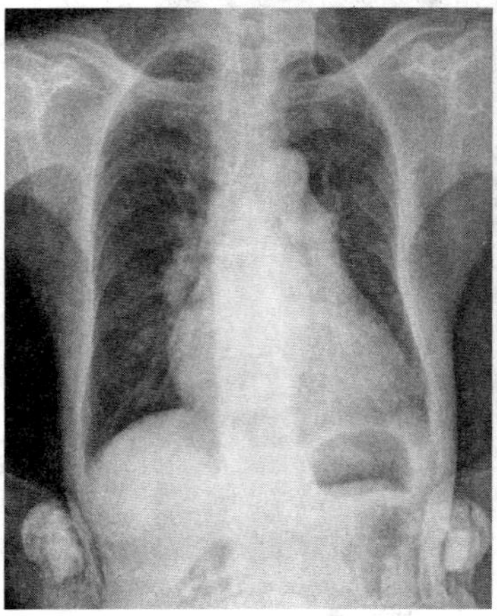

图 7－10　二尖瓣型心脏

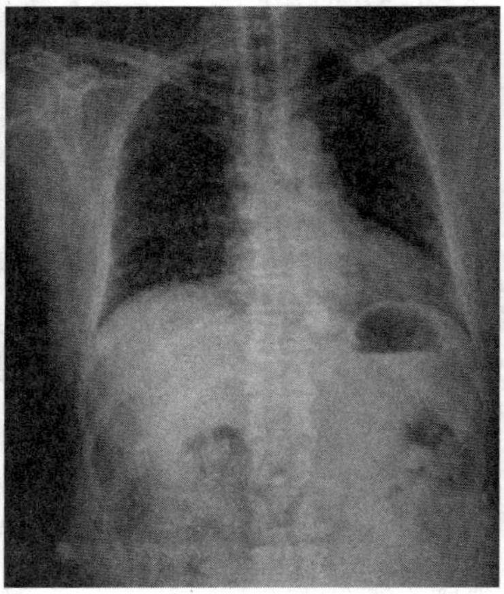

图 7－11　主动脉型心脏

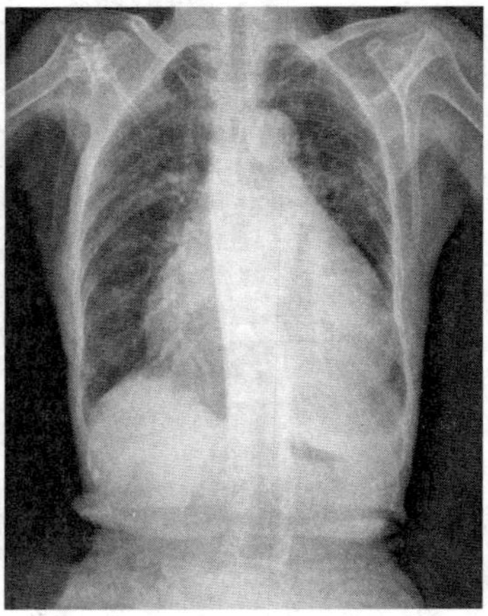

图 7－12　普大型心脏

（3）普大型心脏：又称烧瓶形心，心影均匀向双侧扩大，肺动脉段平直，形似三角形或烧瓶。多见于心包积液、心肌炎和全心功能衰竭（图 7－12）。

（三）消化系统基本病变 X 线表现

消化系统缺乏良好的自然对比，普通 X 线检查仅用于急腹症和不透 X 线的异物检查，造影检查是胃肠道 X 线检查中最常用方法。消化系统基本病变的 X 线表现有：

1. 龛影 胃肠道壁局限性溃疡形成的凹陷被钡剂充填，在切线位投照时呈局限性突出于胃肠轮廓之外或之内的钡影，称龛影。其为消化道溃疡的直接征象。良性溃疡龛影向腔外突出，边缘光滑，底部平整；恶性溃疡龛影向腔内突出，外缘平直，内缘不整（图 7-13）。

2. 充盈缺损 钡剂造影时食管胃肠轮廓由于其肿块向腔内突出而造成局部钡剂不能充盈，称充盈缺损。良性肿瘤边缘光滑整齐，恶性肿瘤边缘不规则（图 7-14）。

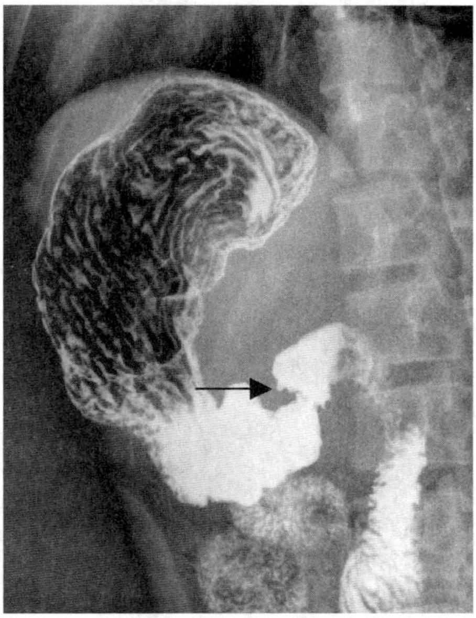

图 7-13 龛影

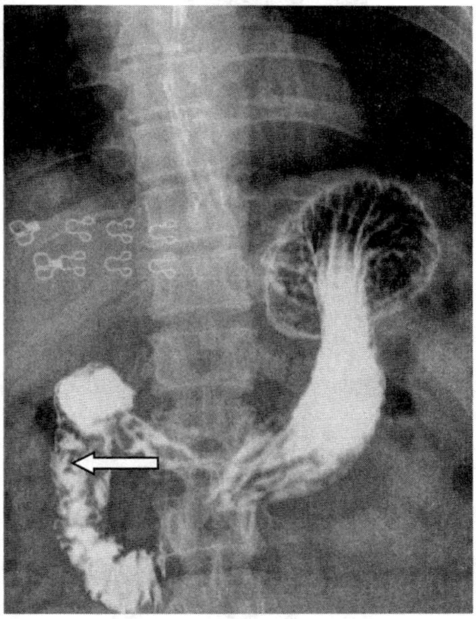

图 7-14 充盈缺损

（四）骨、关节基本病变 X 线表现

1. 骨质疏松 X 线表现为骨密度减低，骨小梁细少，间隙增宽，骨髓腔增宽，骨皮质出现分层和变薄现象。椎体内骨小梁呈纵形条纹，周围骨皮质变薄，椎间隙呈梭形增宽。疏松的骨骼易骨折。多见于老年人、绝经期后妇女、代谢或内分泌障碍等（图 7-15）。

2. 骨质软化 X 线表现为骨密度减低，骨小梁细少，骨皮质变薄、边缘粗糙模糊。多见于佝偻病和骨质软化症。

3. 骨质增生硬化 X 线表现为骨质密度增高，骨小梁增粗、密集，骨皮质增厚、致密，骨髓腔变窄或消失，或骨骼粗大、变形。可见于慢性炎症、外伤、骨折和骨肿瘤等。

4. 骨质破坏 X 线表现为片状或斑片状局限性密度减低区，形成骨质缺损区。缺损区边缘光整、清楚，范围局限者多见于良性病变，缺损区边缘模糊，境界不清者多见于恶性病变（图 7-16）。

5. 骨折 长骨骨折 X 线多表现有骨折线，部分显示不清；脊椎骨折 X 线表现为椎体压缩呈楔形，不见骨折线（图 7-17，图 7-18）。

6. 关节肿胀 X 线表现为关节周围软组织肿胀，大量关节积液可见关节间隙增宽。常见于关节炎症、外伤和出血性疾病。

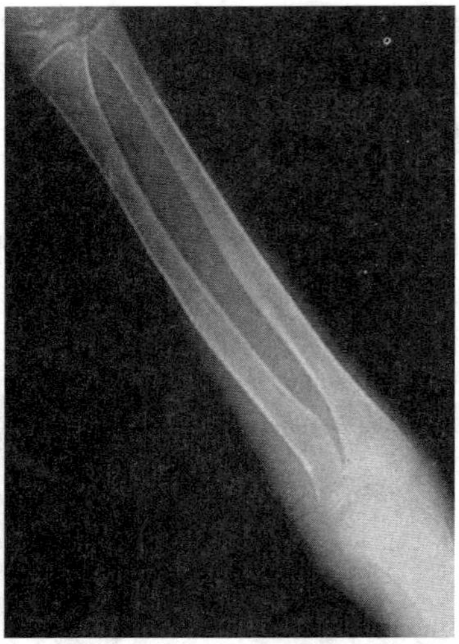

图 7-15　骨质疏松

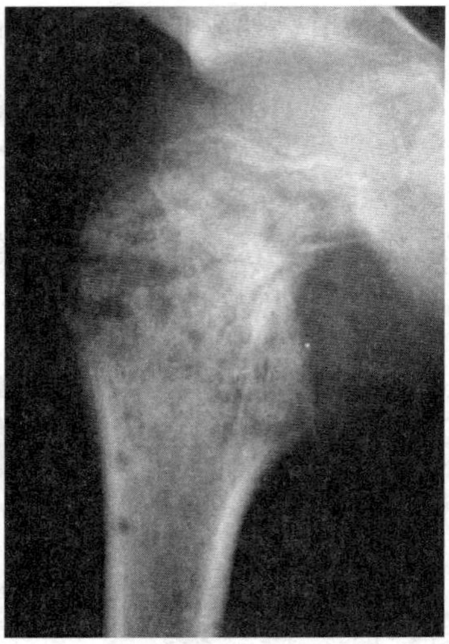

图 7-16　骨质破坏

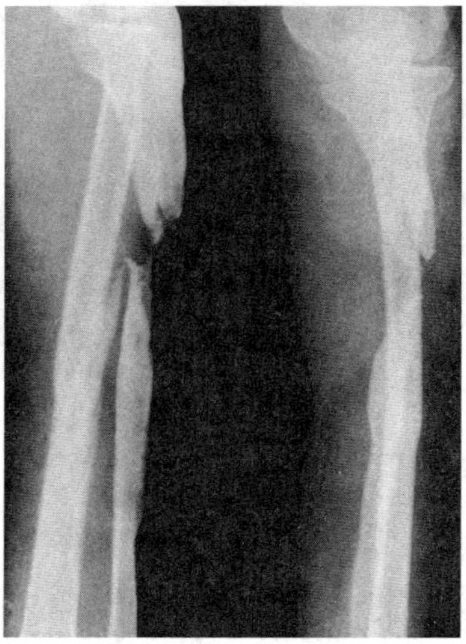

图 7-17　尺骨陈旧性骨折不愈合

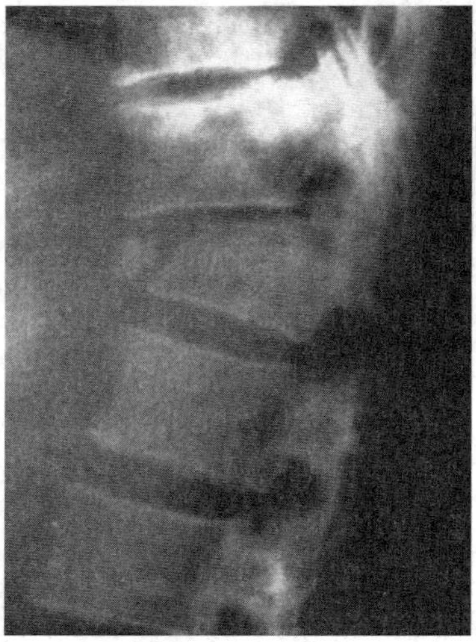

图 7-18　椎体压缩性骨折

7. 关节脱位　X 线表现为构成关节的骨端间隙增大、分离或错位。

8. 关节退行性变　X 线表现为关节间隙变窄或消失，骨性关节面不规整，骨质增生硬化形成骨赘。多见于老年人和搬运工人。

附：计算机体层成像（CT）和磁共振成像（MRI）

（一）计算机体层成像（CT）

1. 检查原理与方法　计算机体层成像（CT）是利用 X 线束对人体选定层面进行扫描获取信息，经计算机处理重建形成图像，是电子计算机与 X 线检查相结合的一种检查技术。CT 装置可分为普通 CT、螺旋 CT、电子束 CT。近年开发的多层螺旋 CT 性能更好，临床应用范围更广泛。目前 CT 检查技术包括平扫、增强扫描和造影扫描等。

2. 检查优点与缺点　CT 具有较高的密度分辨力，可以显示 X 线摄片无法显示的器官和病变，扩大了检查范围，提高了病变检出率和诊断准确率。但相对普通 X 线检查，CT 检查费用较高，对某些部位（如胃肠道等）仍有一定限度，一般不列为常规检查。

3. 临床应用 目前主要应用于头部（颅脑、眼、耳、鼻等）、胸部（肺、纵隔、心包疾病、冠状动脉、动脉瘤等）、腹部和盆腔（肝、胆、胰、脾及泌尿生殖系统等疾病）病变的诊断。

4. CT 检查准备

（1）检查前准备：①禁食 4～8 小时；腹部检查前 1 周不可做钡剂造影，禁用含金属类的药物；②盆腔检查前 1 小时清洁灌肠，膀胱检查前需留尿；③需增强造影检查者要进行碘剂过敏试验；④检查前去除检查部位的金属物品和修饰品；⑤危重患者要在医护人员监护下检查；⑥对不配合检查者，应采取镇静措施后进行检查。

（2）检查中配合：检查时嘱患者不要随意翻动，胸腹部扫描时要屏住呼吸，眼部检查时眼睛要直视，喉部检查时不能做吞咽动作。

（二）磁共振成像（MRI）

1. 检查方法 磁共振成像（MRI）是利用原子核在磁场内所产生的信号经重建成像的一种影像技术。MRI 图像反映的是组织信号强度的高低，与密度无关。

2. 检查优缺点与临床应用 MRI 对中枢神经系统病变的定位定性诊断极其优越，对后颅凹及颅颈交界区病变的诊断优于 CT，可清晰显示咽、喉、甲状腺、颈部淋巴结、血管及颈部肌肉，对腹部、盆腔、四肢关节等部位疾病的诊断也有较高应用价值，给恶性肿瘤的早期诊断带来希望。MRI 检查费用昂贵，在显示骨骼、肺、胃肠道方面仍有一定的局限性。

3. 检查前准备 检查前应去除患者身上的金属物体。不能配合的要采取镇静措施。体内有电子器件及铁磁性物质（心脏起搏器、术后存留动脉夹、人工金属瓣膜、胰岛素泵、金属关节等）者，以及早孕患者等不宜进行 MRI 检查。因为金属物体会干扰磁场，影响检查效果，甚至会损害患者。

第二节 超声检查

超声检查是利用超声波的物理特性和人体声学特性相互作用后产生的信息，对人体组织器官的形态结构、物理特性、功能状态及病变情况作出诊断的一种非创伤性检查方法。超声波的物理特性有：指向性、反射、折射或散射、吸收与衰减、多普勒（Doppler）效应等。超声仪由主机、探头和显示器组成。超声检查的优点是：无创伤、无痛苦、可多次重复检查、实时动态、无禁忌证和放射性损伤，且操作简便，能及时获得结果。其缺点是：无法显示含气多的脏器或被含气脏器（肺、胃肠胀气）所遮盖的部位。

一、超声检查方法及临床应用

根据成像方法不同，超声诊断法可分为多种类型。

1. A 型诊断法（示波法） 属一维超声。当声束在人体组织传播时，每遇到一个不同的界面产生一个回声，该回声在示波器上以波的形式表现出来，根据回声波的大小、形态来判断疾病。A 型超声诊断法现多已被淘汰。

2. B 型诊断法 属二维超声。是目前临床使用最广泛的超声诊断方法。能连续扫描显示脏器的断层切面图像。B 型诊断法的优点是：可清晰显示脏器外形与毗邻关系及软组织的内部结构、血管等分布情况，其图像直观、形象、重复性强，还可即时显示脏器的解剖结构与活动状态。其临床应用范围主要有：妇产科疾病、泌尿系统疾病、消化系统疾病及心血管系统疾病等的诊断。同时，还可检测占位性病变及包块的大小、形态、性质，有助于浆膜腔积液的定性、定量、定位等，指导穿刺性检查与治疗等。

3. M型诊断法（M型超声心动图）　属一维超声。采用单声束超声波沿水平方向对人体各层解剖结构慢扫描，所经过的回声在示波器上以运动轨迹曲线的形式显示。此法主要应用于心脏、胎心和血管等疾病的诊断。

4. D型诊断法（超声多普勒诊断法或多普勒超声心动图）　是利用多普勒效应的原理，对心脏血管内血流方向、速度和状态以频谱的形式或以一定声调的信号显示出来。目前常用的超声多普勒有频谱多普勒及彩色多普勒血流显像。D型诊断法对诊断各种先天性心脏病、心脏瓣膜病、冠心病和血管有否狭窄或闭塞等具有重要的价值，其不仅能显示心血管的形态结构，而且能直观显示血流方向、速度、分布范围、有无反流或异常分流等。

超声检查新技术目前有腔内超声检查、声学造影检查和三维超声成像等。

二、超声检查前准备

1. 腹部器官（肝、胆、胰）检查一般需空腹，2日内应避免行胃肠钡剂造影和胆系造影，因钡剂可能干扰超声检查。胃的检查需饮水并服胃造影剂，以显示胃黏膜及胃腔。有便秘或肠胀气者，前一天晚上可服缓泻剂，晨起排便后再进行检查。

2. 早孕、妇科、膀胱及前列腺检查患者于检查前2小时饮水400～500ml，使膀胱充盈。

3. 心脏、大血管及外周血管、浅表器官及组织、颅脑检查，一般无需特殊准备。

4. 婴幼儿及检查不合作者，须安静入睡后再行检查，可予水合氯醛灌肠镇静。

5. 在超声检查前应先跟患者做好解释工作，以求配合。

小　结

X线检查是最常用的影像诊断方法，主要应用于呼吸、循环、消化、泌尿系统及骨关节等疾病的诊断，其检查方法有普通检查（透视和摄影）、造影检查、特殊检查和数字X线检查技术。临床上首选普通检查方法，然后根据需要再选择其他检查方法。CT检查主要应用于头部、胸部、腹部和盆腔脏器病变的诊断。MRI对中枢神经系统病变的诊断极其优越，对腹部、盆腔、四肢关节等部位疾病的诊断也有较高应用价值。超声诊断作为无创性诊断技术，广泛应用于实质脏器、肿块、积液、心脏血管、妇产科等方面的检查。要求护士必须了解常用影像检查方法在临床上的应用，熟悉各种影像检查前的准备及检查中的配合等。

自 测 题

一、A型题

1. 用于治疗疾病时是应用了X线的
   A. 穿透性
   B. 荧光效应
   C. 摄影效应
   D. 电离效应
   E. 感光效应

2. 下列有关 X 线透视检查的优点不正确的是
A. 经济简便
B. 可随意变换检查者体位
C. 能立即得出诊断结论
D. 可观察器官的运动情况
E. 可留下记录资料以供参考

3. 钡剂主要用于检查
A. 呼吸道
B. 胃肠道
C. 泌尿系统
D. 心血管
E. 胆道系统

4. 不需要做造影剂过敏试验的造影检查是
A. 支气管
B. 心血管
C. 胃肠钡餐
D. 肾盂
E. 胆道

5. X 线检查防护要求以下错误的是
A. 防护设备可使用铝板
B. 尽可能减少检查时间和照射剂量
C. 避免短期内多次检查
D. 避免照射到非检查部位
E. 儿童要尽量减少 X 线检查

6. 王女士，47 岁，疑为乳腺肿瘤，应选用的检查是
A. 软 X 线摄影
B. 高千伏摄影
C. 放大摄影
D. 造影检查
E. X 线透视

7. 上、中、下肺野的划分是
A. 自两侧第 2、4 肋骨前端上缘各作一条水平线
B. 自两侧第 2、4 肋间隙各作一条水平线
C. 自两侧第 2、4 肋骨前端下缘各作一条水平线
D. 自两侧第 2、4 肋骨后端下缘各作一条水平线
E. 自两侧第 2、4 肋骨后端上缘各作一条水平线

8. 某患者胸部 X 线示左肺野外上方无肺纹理的透明区，纵隔向右移位，最有可能是
A. 纤维化
B. 胸腔积液
C. 空洞，空腔
D. 肺气肿
E. 气胸

9. 中等量胸腔积液的典型 X 线表现是
A. 一侧肺野密度均匀性增高
B. 呈外高内低的弧形渗液曲线
C. 呈内高外低的弧形渗液曲线
D. 肋膈角变钝
E. 纵隔向健侧移位

10. 十二指肠溃疡的直接征象是
A. 龛影
B. 球部变形
C. 激惹征
D. 幽门痉挛
E. 胃液分泌增多

11. 下面不宜进行超声检查的组织或器官是
A. 心脏
B. 子宫
C. 肝
D. 血液
E. 肺

12. 目前临床最常用的超声检查法是
A. A 超
B. B 超
C. M 超
D. C 超
E. 彩色多普勒

13. 以下关于超声检查前的准备，不正确的是
A. 肝脏检查前应禁食 8～12 小时
B. 心脏血管检查无需特殊准备
C. 妇科检查前应憋尿
D. 同一天既做超声检查又做钡餐检查时应先做钡餐检查
E. 检查不合作者应先镇静

14. 超声检查的优点不包括
A. 操作简便
B. 无痛苦
C. 可多次重复
D. 实时动态
E. 对人体有轻微损害

15. 以下关于造影检查前准备错误的是
A. 了解患者有无造影检查的禁忌证
B. 作好患者的心理护理工作
C. 碘剂造影前要做过敏试验
D. 碘剂过敏试验阳性者，经脱敏后可造影检查
E. 造影检查前要准备好抢救过敏的药品和器械

16. X 线摄影检查前的准备不正确的是
A. 充分暴露摄照部位
B. 摄片时要屏气
C. 急腹症摄片前应清理肠道
D. 创伤患者摄片时尽量少搬动
E. 危重患者摄片必须有临床医护人员监护

17. 正常胸部 X 线影像上主要显示
A. 胸廓、纵隔、肺、心脏
B. 皮肤、皮下脂肪、肺
C. 心脏、大血管、气管、肺
D. 肺、心脏、肋骨
E. 肺、肋骨、心脏

18. 下列属于常规 X 线检查方法的是
A. 体层摄影
B. 软 X 线摄影
C. 透视与拍片
D. CT
E. 造影检查

二、B 型题

（19～23 题共用备选答案）
A. 增殖
B. 渗出
C. 纤维化
D. 空洞
E. 钙化

19. 急性肺炎
20. 慢性肺炎
21. 肺脓肿
22. 肺结核病变愈合
23. 放射性肺炎

（24～27 题共用备选答案）
A. 肺野外上方无肺纹理的透明区
B. 阻塞远端的肺组织密度均匀增高
C. 下肺野有边缘模糊的小絮状阴影
D. 两肺野透亮度增加且肺纹理稀疏
E. 中下肺野呈均匀致密影且上缘呈

外高内低的斜形弧线

24. 多为肺气肿 X 线表现
25. 多为肺不张的 X 线表现
26. 气胸 X 线表现
27. 胸腔积液 X 表现

（28～30 题共用备选答案）

A. 风湿性心脏病二尖瓣狭窄
B. 风湿性心脏病主动脉瓣狭窄
C. 冠心病
D. 心包积液
E. 高血压性心脏病

28. 梨形心多见于
29. 靴形心多见于
30. 烧瓶形心多见于

第八章　资料分析与护理诊断

学习目标

1. 了解资料的评价和归类。
2. 熟悉护理诊断的类型及排序的方法。
3. 掌握护理诊断的表述。

案例

王刚，男，28岁，果农。3天来忙于收摘荔枝，劳累后突发寒战、高热，体温高达39.2℃，伴咳嗽、咳痰，在咳嗽时伴有右胸疼痛而就诊。入院诊断：肺炎球菌肺炎。请按PES公式或PE、SE公式列出主要护理诊断，并按轻、重、缓、急顺序排列。

第一节　资料分析

一、资料评价

资料评价是对所收集到的资料进行核实确认和分析判断的过程，以确保资料的真实和准确性，并找出存在的异常及其相关原因。

（一）核实确认资料

护士在完成资料收集后，应首先评价是否真实、准确，即对资料进行核实确认。因患者对有关健康状况的描述受到文化等因素影响，或对自己所患疾病因恐惧而对病情夸大或隐瞒，患者自认为是正常或异常的健康状况与医学上的正常或异常并不相同，需要进一步询问相关内容进行确认和补充，必要时可用客观资料对主观资料进行核实。如患者自述睡眠正常，这项资料不够确切，护士需进一步了解患者睡眠的具体情况，如入睡情况、睡眠是否易惊醒、易做梦、清醒时间以及醒后的精神状态等，以确认和补充资料。

（二）分析判断资料

1. 比较判断，找出异常　将收集的资料与正常健康状况进行比较，并根据基础医学、护理、人文学科等知识，对资料进行解释、推理，以判断其是否正常或找出异常。

2. 找出相关因素或危险因素　对发现的异常情况，应进一步找出其相关因素，以便在制定护理措施时更有针对性。此外，还应注意是否存在促使健康向异常转变的危险因素，使护理诊断更全面，护理措施更科学。

二、资料归类

将通过各种方式所获得的资料进行整理、归纳，然后按一定的方法进行归类，以便发现资料收集有无遗漏，在进行归类过程中可发现护理问题。主要归类方法有：

（一）按照马斯洛的需要层次理论进行分类

将资料按照生理需要、安全需要、爱与归属的需要、尊重与被尊重的需要以及自我实现的需要 5 个基本层次进行分类。这种方法有助于护士从人的生理、心理、社会等方面去收集资料，缺点是与护理诊断没有直接的对应关系。

（二）按照戈登的功能性健康型态进行分类

可将资料分为健康感知与健康管理型态、营养与代谢型态、排泄型态、活动与运动型态、睡眠与休息型态、认知与感知型态、自我感知与自我概念型态、角色与关系型态、性与生殖型态、应对与应激耐受型态、价值与信念型态共 11 个型态。每个型态都有其相应的护理诊断，护士对资料进行分类后，可确定各型态功能是否正常，如果异常，只需从各型态所属的护理诊断中选择即可。

（三）按照北美护理诊断协会（NADNA）分类方法Ⅱ的 13 个领域进行分类

可将资料分为健康促进、营养、排泄、活动与休息、感知与认知、自我感知、角色关系、性、应对与应激耐受性、生活准则、安全与防御、舒适、成长与发展共 13 个领域。护士可针对发现的异常情况在相应领域所提供的护理诊断中进行选择。

第二节　护理诊断

一、护理诊断类型

护理诊断是指关于个体、家庭、社区对现存的或潜在的健康问题或生命过程的反应所作的临床判断。是护士为达到预期目标选择护理措施的基础和依据。随着现代医学模式的出现，护理服务范围不断扩大，护理对象由患者扩展到健康者，由个体扩展到群体，由医院扩展到社区。护理诊断不仅关注护理对象现有问题，同时也关注尚未发生的潜在健康问题。因此，护理诊断按其名称分为现存性护理诊断、危险性护理诊断、健康性护理诊断三种类型。

（一）现存性护理诊断

现存性护理诊断是对个体、家庭或社区目前已经出现的健康状况或生命过程的反应的描述，由名称、定义、诊断依据及相关因素四部分组成。

1. 名称　是对患者目前已出现的健康状态或生命过程反应的概括性描述，常用受损、紊乱、改变、缺陷、功能障碍、无效或低效等用语言来表述。如："皮肤完整性受损"、"睡眠型态紊乱"等。

2. 定义　是指对护理诊断名称的一种清晰、精确的描述，借此确定每一个护理诊断的特性，以此与其他护理诊断区别。每一个护理诊断都有自己特征性的定义，尽管有些护理诊断的名称十分相近，但它们彼此存在差异。如"反射性尿失禁"是指经过一定的间隔，当膀胱充盈到一定量时出现不自主的排尿状态，"急迫性尿失禁"是指在急迫排尿的强烈感觉后，突然无法控制的排尿。

3. 诊断依据　是指作出护理诊断的临床判断标准，即作出该护理诊断必须存在的相应症状、体征及相关病史。诊断依据按其重要性可分为主要依据和次要依据。

(1) 主要依据：是作出该护理诊断时必须具备的依据，如："皮肤完整性受损"主要诊断依据是表皮或真皮组织破损。

(2) 次要依据：是支持该护理诊断成立的依据，但不是必须的。如："皮肤完整性受损"次要依据是皮肤潮红、瘙痒、剥脱。

4. 相关因素　是指促成护理诊断成立和维持的原因或情境。相关因素可以来自疾病、心理、情境、治疗、成熟发展等，因人因病情不同而不同。如"皮肤完整性受损"的相关因素有：①病理生理因素：躯体感觉与活动障碍，循环障碍，营养不良，外伤，过敏等；②心理因素：高度应激、焦虑，精神紊乱；③治疗因素：手术损伤等；④情境因素：温度过高或过低引起的烫伤或冻伤；⑤成熟发展因素：婴儿尿布疹、湿疹，老人皮肤退化干燥等。

(二) 危险性护理诊断

危险性护理诊断是对一些易感的个体、家庭或社区健康状况或生命过程可能出现的反应的描述。这类护理诊断虽然目前没有发生问题，但如果不采取护理措施则很有可能出现问题。

1. 名称　是在现存性护理诊断名称的基础上，描述为"有……的危险"，如在高温条件下长期工作，存在"有体温改变的危险"。

2. 定义　与现存性护理诊断相同。

3. 危险因素　是导致个体、家庭或社区的健康状况发生改变的可能性增加因素，即确认危险性护理诊断的依据。

(三) 健康性护理诊断

健康性护理诊断是对个体、家庭或社区具有加强更高健康水平潜能的描述。健康性护理诊断常用于护理健康群体时采用，护士的任务是帮助健康群体促进健康。健康性护理诊断只有名称部分，如"母乳喂养有效"等。

二、护理诊断陈述

(一) 护理诊断表述方法

护理诊断可按三部分陈述、二部分陈述、一部分陈述 3 种形式中的一种来进行陈述。

1. 三部分陈述　多用于现存性护理诊断。包括健康问题 (problem，P，即护理诊断名称)、原因 (etiology，E，即相关因素)、症状和体征 (signs and symptoms，S，即诊断依据) 三部分，即 PES 公式，通常记录格式为："护理诊断名称：诊断依据：相关因素"。其中诊断依据也包括实验室检查及器械检查结果。

如："<u>皮肤完整性受损</u>：<u>尾骶部皮肤溃疡</u>"：<u>与长期卧床有关</u>。

P　　　　S　　　　E

2. 二部分陈述　多用于危险性护理诊断，用 PE 公式表述法。

如："<u>有皮肤完整性受损的危险</u>：<u>与肢体瘫痪长期卧床有关</u>"。

P　　　　E

3. 一部分陈述　只有护理诊断名称 (P)，主要用于健康性护理诊断。

如："<u>有精神健康增强的趋势</u>"。

P

(二) 护理诊断表述的注意事项

1. 使用统一的护理诊断，问题要明确、具体，诊断要规范，尽量使用 NANDA 认可的护理诊断名称，而不要随意创造护理诊断。

2. 相关因素的表述应使用“与……有关”进行表述，相关因素应具体、直接，使护理措施更有针对性，不能直接把医疗诊断作为相关因素。

3. “知识缺乏”诊断的表述应使用规范格式，即“知识缺乏：缺乏……方面的知识”。

知识链接

合作性问题是指需要护士与其他保健人员特别是与医生合作解决的问题。其表述以“潜在并发症（简称 PC)”开始，随后为其名称，如“潜在并发症：心律失常”。对合作性问题，护士要重点监测患者的病情变化，以便采取医疗及护理措施以减少并发症发生。一旦发现并发症需遵医嘱处理。

三、护理诊断排序

在护理实践过程中，经常会遇到一个患者同时存在多种问题，出现多个护理诊断或合作性问题。为保证患者生命安全，提高工作效率，应将出现的护理诊断或合作性问题按其重要性、紧迫性排列主次顺序，以便护士根据问题的轻、重、缓、急安排对问题的处理顺序，使工作有条不紊地进行。排列时可按下列几种方式进行：

1. 按照首优、中优、次优问题的顺序排列

（1）首优问题：指对生命有威胁，需要立即采取行动解决的问题。如心输出量减少、体液不足等。

（2）中优问题：指虽不直接威胁患者生命，但也能导致身体不健康或情绪变化的问题。如活动无耐力、组织完整性受损等。

（3）次优问题：指人们在应对发展和生活变化时所产生的问题。患者只需要较少的帮助即可解决这些问题。但并不是这些问题不重要，只是在护理过程中放在最后考虑，如缺乏娱乐活动等。

2. 按照马斯洛的需要层次理论排列　优先解决生理问题，在低层次需要得到满足后再考虑高层次的需要。

3. 按照患者主观感觉排列　在与医疗原则无冲突的情况下，患者认为最重要的问题可以优先解决。

4. 按照问题的性质排列　现存的问题优先解决，同时不要忽略危险性问题和健康问题。

护理诊断的排序不是固定不变的，会随着病情的发展而变化。

小　结

为保证护理诊断的准确性，首先要对所收集的资料进行核实确认，分析判断资料的正常与异常，找出相关因素或危险因素，进行整理、归纳，然后按：①马斯洛的需要层次理论；②戈登的功能性健康型态；③NADNA 分类方法Ⅱ的 13 个领域等进行分类。护理诊断是选择护理措施的基础，它是由名称、

定义、诊断依据和相关因素组成，可分为现存性护理诊断、危险性护理诊断、健康性护理诊断三种类型，其陈述可以按三部分陈述、二部分陈述和一部分陈述进行。当遇到患者同时出现多个护理诊断或合作性问题时，应按护理诊断或合作性问题的重要性、紧迫性排列主次顺序，以便护士根据问题的轻、重、缓、急进行处理。护理诊断的排列方式有：①按首优、中优和次优问题的顺序排列；②按马斯洛的需要层次理论排列；③按患者主观感觉排列；④按问题的性质排列。

自 测 题

一、A1 型题

1. 戈登功能性健康型态分类法共有
   A. 8 个
   B. 9 个
   C. 10 个
   D. 11 个
   E. 12 个

2. 危险的护理诊断表述常用
   A. PES 公式
   B. PE 公式
   C. PS 公式
   D. ES 公式
   E. P 公式

3. 下列护理诊断中应首先解决的是
   A. 皮肤完整性受损
   B. 体温过高
   C. 气体交换受损
   D. 知识缺乏
   E. 自理能力缺陷

4. 按马斯洛的需要层次理论应优先解决的是
   A. 生理需要
   B. 安全需要
   C. 爱与归属的需要
   D. 尊重的需要
   E. 自我实现的需要

5. 现存护理诊断的要素完整正确的是
   A. 问题＋症状＋体征
   B. 问题＋原因
   C. 问题＋原因＋症状、体征
   D. 原因＋症状＋体征
   E. 症状＋问题＋体征

二、A3 型题

（6～7 题共用题目）

患者，女性，46 岁。昨天下午在全麻下进行了子宫次全切除术。手术后 8 小时仍然未排尿，自感下腹胀痛。检查所见：下腹膀胱区隆起，耻骨联合上可触到囊状包块，叩诊实音。

6. 目前主要的护理诊断是
   A. 焦虑
   B. 下腹部疼痛
   C. 生活自理缺陷
   D. 尿潴留
   E. 有感染的危险

7. 所存在的护理诊断按马斯洛的人类需要层次理论分类，属于
   A. 自我实现需要

B. 尊重需要
C. 爱与归属需要
D. 安全需要
E. 生理需要

（8～10 题共用题目）

王先生，25 岁。因发热、咳嗽、胸痛 1 周，加重 2 天于昨日入院治疗，医疗诊断："肺炎球菌性肺炎"，主诉发热、胸部疼痛、呼吸费力、痰液黏稠不易咳出。检查：T 39.6℃、P 108 次/分、R 26 次/分、BP 120/70mmHg。神志清楚，但精神不佳，情绪烦躁，睡眠不好，生活需要家人照顾，入院后已按医嘱给予抗生素静脉滴注。

8. 患者目前的护理诊断不包括
A. 体温过高
B. 清理呼吸道无效
C. 生活自理缺陷
D. 焦虑
E. 组织完整性受损

9. 患者目前的护理诊断中应优先解决的是
A. 体温过高
B. 清理呼吸道无效
C. 生活自理缺陷
D. 焦虑
E. 组织完整性受损

10. 清理呼吸道无效的相关因素应除外
A. 痰液黏稠
B. 年老
C. 咳嗽无力
D. 疼痛
E. 药物作用

三、B 型题

（11～13 题共用备选答案）
A. 并发症
B. 健康问题
C. 症状与体征
D. 合作性问题
E. 原因

11. PES 公式中的 P 代表
12. PES 公式中的 E 代表
13. PES 公式中的 S 代表

第九章　护理病历的书写

学习目标

1. 熟悉护理病历的格式与内容。
2. 了解书写护理病历的基本要求。

第一节　护理病历的格式与内容

护理病历是患者住院病历的重要组成部分，是医院和患者的重要档案资料。目前我国护理病历书写主要限于住院患者，书写格式尚无统一，其内容包括入院评估单、护理计划单、护理记录单和出院评估单等。

一、入院评估单

入院评估单是患者入院后首次进行的系统健康评估记录，其内容包括健康史、身体评估及相关的辅助检查结果、医疗诊断等。一般要求患者入院后24h内完成。

入院评估单的格式应以相应的护理理论框架为指导。目前应用较多的是人的生理—心理—社会模式、戈登的功能性健康型态、奥瑞姆的自理模式、马斯洛的人类基本需要层次论、人类健康反应类型等。表9-1是以戈登的11个功能性健康型态设计的患者入院护理评估单。

书写方式有填写式、表格式及混合式三种，以混合式最常用。目前普遍应用的是以表格式为主，填写式为辅的患者入院评估表。这种事先印制好的评估表格可以指导护士全面系统地收集和记录患者的入院资料，避免遗漏，主要适用于初学者。其记录方式可以在备选项中打“√”，可有效地减少书写时间和书写负担，但其形式固定，在一定程度上限制了护士的主动性和评判性思维能力的发挥。

表9-1　患者入院评估单

科别：________　病室：________　床号：________住院号：________

（一）一般情况

姓名：________　性别：男□　女□　年龄：____　民族：____　职业：________　籍贯：________

婚姻状况：未婚□　已婚□　离异□　再婚□　丧偶□

文化程度：文盲□　小学□　初中□　高中□　中专□　大专□　大学本科及以上□

工作单位：________________　邮政编码：________　电话：________。

家庭住址：________________　邮政编码：________　电话：________。

联系人：________　联系人单位（住址）：________________　电话：________。

医疗费用负担形式：公费□　医疗保险□　自费□　其他（　　　　）

入院日期：________年____月____日

入院方式：步行□　扶行□　背入□　轮椅□　平车□　担架□　其他（　　　　）

病历记录日期：________年____月____日

病史陈述者：________________________可靠程度：可靠□　基本可靠□　不可靠□

入院医疗诊断：________________________主管医师：___________主管护士：___________

（二）健康史

主诉（入院或就医的主要原因）：____。

现病史____。

既往健康史____。

既往健康状况：良好□　一般□　较差□

既往病史：无□　有□____。

住院史：无□　有□____。

手术史：无□　有□____。

外伤史：无□　有□____。

过敏史：无□　有□____。

既往用药史：无□　有□____。

目前用药情况：无□　有□____。

药物名称	剂量与用法	末次用药时间	治疗效果	不良反应

成长发展史____。

月经史：初潮____岁　$\frac{\text{行经期（天）}}{\text{月经周期（天）}}$　末次月经日期______绝经年龄____岁

结婚年龄：________。

生育史：妊娠____次　顺产____胎　流产____胎　早产____胎　死产____胎。

家族健康史____。

父亲：健在□　患病□　已故□　死因：____。

母亲：健在□　患病□　已故□　死因：____。

兄弟姐妹：________________________。子女及其他：______________________________。

（三）系统回顾

1. 健康感知/健康管理型态

自觉健康状况：良好□　一般□　较差□

吸烟：无□　有□　约____年，平均____支/日。戒烟：未□　已□　约____年。

嗜酒：无□　有□　约____年，平均____两/日。戒酒：未□　已□　约____年。

吸毒：无□　有□　名称____，约____年，____量/日。戒毒：未□　已□　约____年。

其他个人嗜好：无□　有□____。

遵从医务人员健康指导：是□　否□（原因____）

对所患疾病原因：知道□　不知道□____。

环境危险因素：无□　有□____。

寻求促进健康的行为：无□　有□＿＿＿＿＿＿＿＿＿＿＿＿＿＿＿＿＿＿＿＿＿＿＿＿＿＿＿＿＿＿＿＿＿＿。

2. 营养/代谢型态

基本饮食：普食□（＿＿餐/日）软食□（＿＿餐/日）半流质□（＿＿餐/日）

流质（＿＿餐/日）禁食□　忌食□（　　）　治疗饮食□（　　）

食欲：正常□　食欲亢进□　食欲减退□

近期体重变化：无□　有□（体重增加约＿＿ kg/月，原因＿＿＿＿＿＿＿＿＿＿＿＿＿＿＿＿＿＿＿＿＿＿

体重减轻约＿＿ kg/月，原因＿＿＿＿＿＿＿＿＿＿＿＿＿＿＿＿＿＿＿＿＿＿＿＿＿＿＿＿＿＿＿＿＿＿）

饮水：正常□　多饮□（原因＿＿＿＿＿＿＿＿＿＿＿）限制饮水□（＿＿＿＿ ml/日）

咀嚼困难：无□　有□（原因＿＿＿＿＿＿＿＿＿＿＿，持续＿＿＿＿月）

吞咽困难：无□　有□（原因＿＿＿＿＿＿＿＿＿＿＿，持续＿＿＿＿月）

3. 排泄型态

排便：正常□　便秘□　腹泻□（约＿＿次/日）失禁：无□　有□（约＿＿次/日）

造瘘：无□　有□（类型＿＿＿＿，能否自理：能□　否□）

应用泻药：无□　有□（药物名称＿＿＿＿，用法和剂量＿＿＿＿＿＿＿＿）

排尿：正常□　增多□（约＿＿＿＿次/日）减少□（约＿＿＿＿次/日）颜色：＿＿＿＿。

排尿异常：无□　有□（类型＿＿＿＿＿＿＿＿）

4. 活动/运动型态

生活自理能力：完全自理□；部分自量□；完全不能自理□。

翻身□，坐起□，下床□，穿衣□，洗漱□，洗澡□，进食□，行走□，入厕□，做饭□，购物□，上下楼梯□

辅助用具：无□　有□（类型＿＿＿＿＿＿＿＿＿＿＿＿＿＿＿＿＿＿＿＿＿＿＿＿＿＿＿＿＿＿＿＿＿）

活动耐力：正常□　容易疲劳□（程度描述＿＿＿＿＿＿＿＿＿＿＿＿＿＿＿＿＿＿＿＿＿＿＿＿＿＿＿）

呼吸困难：无□　有□

咳嗽：无□　有□　咳痰：无□　易咳出□　不易咳出□　吸痰□

吸氧：无□　有□（类型及吸氧浓度＿＿＿＿＿＿＿＿＿＿＿＿＿＿＿＿＿＿＿＿＿＿＿＿＿＿＿＿）

5. 睡眠/休息型态

睡眠习惯：＿＿小时/日　正常□　入睡困难□　多梦□　易醒□　早醒□　失眠□

睡眠/休息后精力充沛：是□　否□（原因＿＿＿＿＿＿＿＿＿＿＿＿＿＿＿＿＿＿＿＿＿＿＿＿＿＿）

辅助睡眠：无□　药物□　其他□（＿＿＿＿＿＿＿＿＿＿＿＿＿＿＿＿＿＿＿＿＿＿＿＿＿＿＿＿＿）

6. 认知/感知型态

疼痛：无□　有□（部位、性质、持续时间＿＿＿＿＿＿＿＿＿＿＿＿＿＿＿＿＿＿＿＿＿＿＿＿＿＿）

眩晕：无□　有□（原因＿＿＿＿＿＿＿＿＿＿＿＿＿＿＿＿＿＿＿＿＿＿＿＿＿＿＿＿＿＿＿＿＿）

定向力：正常□　障碍□

记忆力：良好□　减退（短时记忆□　长时记忆□）　丧失□

注意力：正常□　注意力分散□

语言能力：正常□　失语□　构音困难□

7. 自我感知/自我概念型态

自我感觉：良好□　不良□

情绪状态：快乐□　紧张□　焦虑□　抑郁□　恐惧□　愤怒□　悲哀□　绝望□

个性心理特征：理智型□　情绪型□　意志型□　内向型□　外向型□　独立型□　依赖型□

8. 角色/关系型态

就业情况：工作性质：（＿＿＿＿＿＿＿＿＿＿＿）紧张程度：（＿＿＿＿＿＿）

家庭结构：（＿＿＿＿＿＿）　家庭功能：（＿＿＿＿＿＿）

社会交往：正常□　较少□　回避□

角色适应：良好□ 不良□（角色冲突□ 角色缺如□ 角色强化□ 角色消退□）

家庭及个人经济情况：足够□ 勉强□ 不够□

9. 性/生殖型态

月经：正常□ 紊乱□ 经量：正常□ 过少□ 过多□

性功能：正常□ 障碍□

10. 应对/应激耐受型态

对疾病和住院的反应：否认□ 适应□ 依赖□

近期重要生活事件：无□ 有□（　　　　　　）

适应能力：能独立解决问题□ 需要帮助□ 依赖他人解决□

支持系统：照顾者：胜任□ 勉强□ 不胜任□

家庭应对：忽视□ 能满足□ 过于关心□

11. 价值/信念型态

宗教信仰：无□ 有□（________________）

其他：____。

（四）身体评估

体温____℃ 脉搏____次/分 呼吸____次/分 血压____ mmHg 身高____ cm 体重____ kg

营养状态：良好□ 中等□ 不良□

意识状态：清醒□ 嗜睡□ 模糊□ 昏睡□ 昏迷□（轻度□ 中度□ 重度□） 谵妄□

面容：正常□ 特殊面容（类型________________）

体位：自动体位□ 被动体位□ 强迫体位□（类型________________）

步态：正常□ 异常（类型________________）

皮肤：色泽：正常□ 潮红□ 苍白□ 发绀□ 黄染□ 色素沉着□ 其他（________________）

湿度：正常□ 干燥□ 潮湿□ 温度：正常□ 热□ 冷□

弹性：正常□ 减退□ 压疮：无□ 有□（部位及分期________________）

完整性：完整□ 皮疹□ 皮下出血□ 破溃□ 脓疱□ 疖肿□ 其他□（________________）

水肿：无□ 有□（部位及程度________________）

口腔黏膜：正常□ 出血点□ 溃疡□ 其他（________________）

瞳孔：等大□ 等圆□ 左____ mm，右____ mm，对光反射：正常□ 迟钝□ 消失□

视力：正常□ 近视□ 远视□ 失明□（左□ 右□ 双侧□）

听力：正常□ 耳鸣□ 减退□（左□ 右□ 双侧□） 耳聋（左□ 右□ 双侧□）

助听器：无□ 有□

嗅觉：正常□ 减退□ 缺失□ 味觉：正常□ 减退□ 缺失□ 味觉改变□

颈静脉怒张：无□ 有□

呼吸方式：自主呼吸□ 机械呼吸□ 人工气道□ 气管插管□ 气管切开□

呼吸节律：规则□ 不规则（类型____________） 呼吸音：正常□ 干啰音□ 湿啰音□ 其他□

心率：____次/分 心律：齐□ 不齐（　　）

杂音：无□ 有□（时期、性质、强度）

腹水：无□ 有□（腹围____ cm）腹壁压痛与反跳痛：无□ 有□（部位）

移动性浊音□ 肠鸣音：____次/分。

瘫痪：无□ 有□（类型____________） 肌力：____级

感觉异常：无□ 有□（感染过敏□ 感觉减退□ 感觉缺失□）

腹壁反射：阴性□ 阳性□

巴宾斯基征：阴性□ 阳性□

颈项强直：无□ 有□

其他：脊柱四肢检查结果________________________________。

（五）辅助检查

1. 实验室检查结果________________________________。

2. 辅助检查结果________________________________。

签名：　　　　　日期：

二、护理计划单

护理计划单是护士为患者住院期间所制定的护理计划及其效果评价的系统记录。记录内容包括：制定护理诊断日期、名称、预期目标、护理措施、终止日期、护理效果、评价及护士签名等（表9－2）。通过护理计划单可以对患者在住院期间的所有护理诊断、护理措施及其效果进行全面了解。

表9－2　护理计划单

姓名__________　科别________　床号________　医疗诊断______________　住院号________

日期	护理诊断/合作性问题	预期目标	护理措施	签名	终止日期	效果 评价	签名

三、护理记录单

护理记录单是指患者在住院期间，护士运用护理程序的方法，对患者实施护理全过程的记录。

（一）一般患者的护理记录

1. PIO护理记录单　P（problem）为健康问题，指护理诊断或合作性问题，I（intervention）为措施，指针对其健康问题所采取的护理措施；O（outcome）为结果，指护理措施执行后患者的反应，即对护理措施的效果评价（表9－3）。

2. 一般护理记录单　内容包括患者的主观感受、身体评估结果、相关实验室及其他辅助检查结果，针对病情所采取的治疗和护理措施、效果评价等（表9－4）。

表9－3　PIO护理记录单

姓名__________　科别________　床号________　医疗诊断______________　住院号________

日期	时间	护理记录（PIO）	护士签名

表 9-4　一般护理记录单

姓名______________　科别_________　床号_________　医疗诊断__________________　住院号_________

日期	时间	护理记录	护士签名

（二）某些专科患者

对某些专科患者，护理记录可以采用住院评估单方式，内容是在入院评估单基础上，根据不同的病种和病情变化进行精简，使护士记录时做到简明扼要，重点突出。

（三）危重患者

护理记录采用危重患者护理记录单，内容除眉栏部分及日期、时间、签名外，包括：生命体征、出入液量、神志、瞳孔、皮肤等项目，同时包括病情变化、治疗护理措施及效果评价。除出现特殊病情变化要随时记录外一般要求至少每 2 小时记录一次。

四、出院评估单

患者出院时，护士应在出院前完成出院记录书写。出院评估单包括出院小结和出院指导，即概括性总结患者在住院期间的治疗和护理经过、出院时情况、仍存在的护理问题、应采取的措施等，以及出院指导（表 9-5）等。

表 9-5　出院评估单

姓名______________　科别_________　床号_________　医疗诊断__________________　住院号_________

（一）出院小结：

（二）出院指导：

1. 饮食指导

（1）饮食类型：____。

（2）限制饮食：____。

2. 日常生活

（1）日常活动无限制□

（2）限制活动：____。

（3）活动形式：____。

（4）活动量：____。

3. 特别指导

（1）出院带药（名称、剂量、用法、时间、注意事项及不良反应）____。

（2）复诊时间、科室、间隔：____________________________________。

（3）出现以下情况应及时就诊：__________________________________。

（4）其他应注意的问题：____。

指导者签名：____________患者或家属签名：____________________。

日期：______年____月____日

第二节　书写护理病历的要求

1. 书写要及时　护理病历必须及时书写，以便随时反映患者的健康状况，使记录资料保持最新，不可拖延，更不能漏记。

2. 内容要真实　护理病历必须真实客观反映患者的健康状况、所采取的护理措施等。护士要认真仔细、全面系统地收集患者的有关资料，绝不能以主观臆断代替真实客观的评估。

3. 描述要精练，用词要恰当　要使用规范的医学词汇、术语以及缩写，力求精练、准确、一目了然，同时又节省了书写的篇幅和时间。

4. 按规定格式书写　目前全国各医疗单位尚无统一的护理病历格式。但每个单位都有自己的规定和要求，必须按规定的格式书写，以便反映患者健康状况变化并比较分析。为适应教学、科研及计算机管理的需要，建立统一规范的护理病历格式很有必要。

5. 填写要全面，字迹要清晰　各个项目要全面填写，不可遗漏。字迹要规整、清晰，不得随意修改或粘贴。各种记录应注明日期和时间，并签名或盖章，以示负责。

小　结

护理病历是对患者健康状况、护理诊断、预期目标、护理措施、效果评价等的系统记录，是住院病历的重要组成部分。护理病历的内容主要包括：入院评估单、护理计划单、护理记录单、出院评估单等。护理病历的书写要求有：①书写要及时；②内容要真实；③描述要精练，用词要恰当；④按规定格式；⑤填写要全面，字迹要清晰。

自　测　题

一、A 型题

1. 完成患者入院护理评估单的时间一般是在入院后
   A. 4 小时内
   B. 8 小时内
   C. 12 小时内
   D. 24 小时内
   E. 48 小时内

2. 出院评估单内容**不包括**
   A. 出院小结
   B. 出院指导
   C. 指导者签名
   D. 医生签名
   E. 日期

二、B 型题

A. 护理计划
B. 健康问题
C. 护理结果
D. 护理措施
E. 护理目标

3. PIO 记录格式中的 P 代表
4. PIO 记录格式中的 I 代表
5. PIO 记录格式中的 O 代表

自测题参考答案

第一章

1. B	2. C	3. C	4. A	5. E	6. B	7. C	8. A	9. D	10. E

第二章

1. A	2. A	3. C	4. E	5. A	6. A	7. C	8. E	9. D	10. D
11. C	12. E	13. D	14. A	15. B	16. D	17. E	18. C	19. C	20. B
21. A	22. D								

第三章

1. C	2. C	3. A	4. C	5. D	6. C	7. C	8. D	9. E	10. A
11. B	12. A	13. D	14. C	15. D	16. A	17. C	18. B	19. B	20. D
21. C	22. A	23. B	24. D	25. E	26. B	27. A	28. D	29. C	30. E

第四章

一、A 型题

1. A	2. A	3. B	4. D	5. D	6. A	7. A	8. C	9. B	10. C
11. B	12. A	13. B	14. C	15. B	16. A	17. A	18. A	19. C	20. D
21. B	22. A	23. B	24. A	25. E	26. D	27. D	28. D	29. D	30. C
31. B	32. B	33. B	34. A	35. D	36. A	37. A	38. A	39. D	40. C

二、B 型题

1. C	2. A	3. B	4. E	5. B	6. D	7. E	8. A	9. C	10. A
11. E	12. B	13. C	14. D	15. B	16. A	17. B	18. A	19. E	20. D
21. C	22. B	23. D	24. A	25. C	26. A	27. C	28. B	29. B	30. C

第五章

1. A	2. E	3. B	4. A	5. A	6. C	7. D	8. A	9. B	10. E
11. E	12. B	13. B	14. D	15. B	16. E	17. E	18. D	19. E	20. C
21. C	22. A	23. C	24. B	25. E	26. A	27. E	28. D	29. B	30. C
31. D	32. A	33. A	34. C	35. D	36. E	37. A	38. B	39. D	40. C

第六章

1. C	2. E	3. C	4. B	5. C	6. A	7. E	8. E	9. A	10. B
11. C	12. C	13. E	14. D	15. D	16. C	17. B	18. B	19. E	20. A
21. B	22. A	23. A	24. C	25. E	26. A	27. D	28. E	29. C	30. B

第七章

1. D	2. E	3. B	4. C	5. A	6. A	7. C	8. E	9. B	10. A
11. E	12. B	13. D	14. E	15. D	16. C	17. A	18. C	19. B	20. A
21. D	22. E	23. C	24. D	25. B	26. A	27. E	28. A	29. E	30. D

第八章

1. D	2. B	3. C	4. A	5. C	6. D	7. E	8. E	9. B	10. E
11. B	12. E	13. C							

第九章

1. D	2. D	3. B	4. D	5. C

健康评估教学大纲

（供护理、助产专业使用）

一、课程性质与任务

健康评估是护理、助产专业的一门重要的专业课程，是学习临床各专科护理课程的基础。通过本课程的学习，使学生能系统地掌握健康评估的基本理论、基本知识和基本技能，能灵活运用相关的基本理论知识和技能科学地评估患者现存的或者潜在的生理、心理、社会适应等方面的健康问题，并能完成规范的护理病历书写。

二、课程教学目标

（一）知识目标

1. 了解健康评估的概念及内容。
2. 熟悉健康史的评估方法、注意事项及内容。
3. 了解心理与社会评估的目的、方法和内容。
4. 掌握身体评估的方法、内容、结果判断及临床意义。
5. 掌握临床常用实验室检查的标本采集方法、正常参考值及异常结果的临床意义。
6. 掌握心电图的基本知识及正常心电图知识。
7. 熟悉常用医学影像检查的应用指征及检查前后的护理。
8. 熟悉护理病历书写格式、内容和要求。

（二）技能目标

1. 掌握健康史采集方法。
2. 掌握系统全面的身体评估方法。
3. 掌握心电图描记方法。
4. 掌握护理病历书写。
5. 学会分析评估对象的生理、心理、社会等方面资料。
6. 认识常用实验室检查及医学影像检查在健康评估中的应用。

（三）态度目标

1. 具有良好的职业素质、行为习惯和职业道德修养。
2. 具有良好的人际沟通能力、团队合作精神和服务意识。
3. 初步养成关心、爱护、尊重服务对象的观念和意识。

三、学时分配表

章序	内容	理论学时	实验学时	总学时
第一章	绪论	1		1
第二章	健康史评估	1	1	2

续表

章序	内容	理论学时	实验学时	总学时
第三章	心理社会评估	2		2
第四章	身体评估	12	6	18
第五章	临床常用实验室检查	4		4
第六章	心电图检查	2	2	4
第七章	医学影像检查评估	2		2
第八章	资料分析与护理诊断	1		1
第九章	护理病历书写	1	1	2
	合计	26	10	36

四、课程教学内容和要求

教学内容	教学要求	教学重点与难点	教学方法	教学时数	
				理论	实践
第一章　绪论 一、健康评估内容 二、健康评估方法 三、健康评估学习目的与要求	 熟悉 熟悉 了解	1. 健康评估内容 2. 健康评估方法	理论讲授 案例分析	1	
第二章　健康史评估 第一节　健康史评估方法与注意事项 一、健康史评估方法 二、健康史评估注意事项 第二节　健康史评估内容 一、一般资料 二、主诉 三、现病史 四、既往史 五、用药史 六、生长发育史 七、家族史 实践1：健康史采集	 掌握 熟悉 了解 掌握 掌握 熟悉 熟悉 熟悉 了解 掌握	1. 健康史评估方法、技巧与注意事项 2. 健康史内容 3. 基本名词或概念：主诉、现病史等。	理论讲授 角色扮演 案例分析 技能实践	1	1
第三章　心理社会评估 第一节　心理评估 一、心理评估的目的、意义与方法 二、心理评估内容 第二节　社会评估 一、社会评估的目的、意义与方法 二、社会评估内容	 了解 熟悉 了解 熟悉	1. 心理评估方法与内容 2. 社会评估方法与内容	理论讲授 角色扮演 案例分析 情景教学	2	

续表

教学内容	教学要求	教学重点与难点	教学方法	教学时数	
				理论	实践
第四章　身体评估		1. 身体评估的基本方法 2. 生命体征、意识状态、体位评估 3. 皮肤黏膜评估 4. 瞳孔、颈部血管、气管等评估 5. 肺与胸膜评估 6. 心脏评估 7. 腹部评估 8. 生理反射评估 9. 基本名词或概念：生命体征、意识障碍、奇脉、水冲脉、水肿、颈静脉怒张、胸骨角、扁平胸、桶状胸、佝偻病胸、语音震颤、啰音、震颤、期前收缩、心脏杂音、舒张早期奔马律、周围血管征、腹膜刺激征、移动性浊音、肠鸣音、浅反射、深反射、病理反射、脑膜刺激征等。	理论讲授 多媒体演示 角色扮演 案例分析 自学辅导 教学讨论	12	6
第一节　身体评估准备与基本方法					
一、评估前准备	熟悉				
二、评估基本方法	掌握				
第二节　一般状态评估					
一、生命体征	掌握				
二、意识状态	掌握				
三、面容与表情	熟悉				
四、发育与体型	熟悉				
五、营养状态	掌握				
六、体位	掌握				
七、步态	熟悉				
第三节　皮肤黏膜和浅表淋巴结评估					
一、皮肤、黏膜评估	掌握				
二、浅表淋巴结评估	了解				
第四节　头颈部评估					
一、头部评估	熟悉				
二、颈部评估	熟悉				
第五节　胸部评估					
一、胸部体表标志	熟悉				
二、胸壁与胸廓评估	了解				
三、肺与胸膜评估	掌握				
四、心脏评估	掌握				
五、血管评估	了解				
第六节　腹部评估					
一、腹部体表标志与分区	熟悉				
二、腹部评估内容	掌握				
第七节　脊柱与四肢评估					
一、脊柱评估	了解				
二、四肢评估	了解				
第八节　神经系统评估					
一、生理反射	掌握				
二、病理反射	熟悉				
三、脑膜刺激征	熟悉				
四、肌力与肌张力	熟悉				
实践 2：一般状态与头颈部评估	掌握		技能实践		
实践 3：肺胸膜和心脏血管评估	掌握		技能实践		
实践 4：腹部和神经系统评估	掌握		技能实践		

续表

教学内容	教学要求	教学重点与难点	教学方法	教学时数	
				理论	实践
第五章　临床常用实验室检查		1. 血液、尿液、肝功能、肾功能等检查的标本采集法、正常参考值及异常的临床意义。 2. 基本名词或概念：核左移、核右移、少尿、多尿、血尿、脓尿、蛋白尿、糖尿、管型、粪便隐血、血脂等。	理论讲授 案例分析 教学讨论 自学辅导	4	
第一节　标本的采集与处理					
一、检验标本种类	掌握				
二、血液标本种类	掌握				
三、血液标本采血部位	掌握				
四、采血前准备	掌握				
五、采血中的影响因素	熟悉				
六、采血后的影响因素	熟悉				
第二节　血液检查					
一、标本采集	掌握				
二、检测方法	了解				
三、血液常规检查	掌握				
四、其他常用血液检查	掌握				
第三节　尿液检查					
一、尿液常规检查	掌握				
二、尿液其他检查	熟悉				
第四节　粪便检查					
一、标本采集法	了解				
二、检查项目及临床意义	了解				
第五节　肾功能检查					
一、肾小球功能检查	掌握				
二、肾小管功能检查	了解				
第六节　肝脏疾病常用实验室检查					
一、血清蛋白质测定	掌握				
二、血清胆红素测定	掌握				
三、血清酶学检查	掌握				
四、病毒性肝炎血清标志物检查	熟悉				
五、甲种胎儿球蛋白测定	了解				
第七节　浆膜腔穿刺液检查					
一、标本采集法	熟悉				
二、检查项目及临床意义	熟悉				
第八节　临床常用血液生化检查					
一、血糖测定	掌握				
二、口服葡萄糖耐量试验	了解				
三、血清脂类测定	熟悉				
四、其他血清酶测定	熟悉				
五、血清电解质测定	了解				

续表

教学内容	教学要求	教学重点与难点	教学方法	教学时数	
				理论	实践
第六章　心电图检查		1. 心电图导联与导联轴 2. 心电图各波段正常值 3. 心肌梗死典型心电图改变。	理论讲授 多媒体演示 教学讨论 案例分析	2	2
第一节　心电图基本知识					
一、心电图导联与导联轴	掌握				
二、心电图各波段组成与命名	熟悉				
三、心电图描记	掌握				
第二节　正常心电图					
一、心电图测量	了解				
二、心电图波形特点和正常值	掌握				
三、心电图分析与临床应用	了解				
第三节　临床常见异常心电图					
一、心房心室肥大	了解				
二、心肌梗死	熟悉				
三、心律失常	掌握				
实践 5：心电图描记	掌握		技能实践		
第七章　医学影像检查评估		1. X 线检查方法及检查前准备 2. 超声波检查前的准备	理论讲授 案例分析 自学辅导	2	
第一节　X 线检查					
一、X 线应用原理	了解				
二、X 线检查方法及检查前准备	熟悉				
三、X 线检查防护知识	了解				
四、常见基本病变的 X 线评估	了解				
附：CT 和 MRI 检查	了解				
第二节　超声检查					
一、超声检查方法及临床应用	了解				
二、超声检查前准备	熟悉				
第八章　资料分析与护理诊断		护理诊断的陈述	理论讲授 案例分析 自学辅导	1	
第一节　资料分析					
一、资料评价	了解				
二、资料归类	了解				
第二节　护理诊断					
一、护理诊断类型	熟悉				
二、护理诊断陈述	掌握				
三、护理诊断排序	熟悉				
第九章　护理病历书写		护理病历的格式与内容	多媒体演示 典型案例 理论讲授	1	1
第一节　护理病历的格式与内容					
一、入院评估单	熟悉				
二、护理计划单	熟悉				
三、护理记录单	熟悉				
四、出院评估单	熟悉				
第二节　书写护理病历要求	了解				
实践 6：护理病历书写	掌握		临床见习		

五、编写说明

（一）适用范围

本教学大纲适用于卫生中等职业教育护理、助产专业，总学时36学时，其中理论教学26学时，实践教学10学时，授课时间安排在第二学年第三学期，周时数为2，共18周。

（二）教学要求

1. 对理论教学要求分为三个层次：掌握、熟悉、了解。“掌握”是指学生能根据不同情况对某些概念、理论、知识、方法等在正确理解的基础上结合病例加以运用，包括分析和综合；“熟悉”是指学生能用自己的语言把学过的知识加以叙述、解释、归纳，并能把某一事实或概念分解为若干部分，指出它们之间的内在联系或与其他事物的相互关系；“了解”是指学生应能辨认的科学事实、概念、原则、术语，知道事物的分类、过程及变化倾向，包括必要的记忆。

2. 对实践教学要求分为三个层次：掌握、学会、认识。“掌握”是指学生能进行熟练操作，掌握某方面技能，具有处理一般实际操作问题的能力；“学会”是指学生在实际或实训环境中，能完成教学要求的实际操作；“认识”是指加深对某专业或课程所学理论的认识和理解，提高对就业岗位的感性认识。

（三）教学建议

本课程的教学要通过课堂理论讲授和校内外实践方式进行，在讲授过程中要体现专业特点，做到理论与实践紧密结合。在精选教学内容的同时，运用案例教学、讨论式教学、角色扮演、临床见习等教学手段，充分调动学生的积极性与主动性；突出现代教育技术的应用，将课堂教学、实践教学、现代化辅助教学手段进行有机结合，形成多方面的教学体系。

课程考核包括健康评估的理论知识和护理岗位技能在护理实践中的应用、人际交往能力、实践报告等，其中理论考核占总分的70％，实践考核与学习态度占总分的30％。

主要参考文献

1. 张淑爱. 健康评估. 北京：人民卫生出版社，2008.
2. 刘成玉. 健康评估. 2版. 北京：人民卫生出版社，2008.
3. 吕探云. 健康评估. 2版. 北京：人民卫生出版社，2007.
4. 卢人玉. 健康评估. 北京：人民卫生出版社，2003.
5. 吴光煜. 健康评估. 北京：北京大学医学出版社，2008.
6. 杨宇辉. 诊断基础. 2版. 北京：科学出版社，2008.